Pole Dance para Expertos

Para Fitness y Diversión

Por

Danni Peck

Traducido Por

Areaní Moros

Introducción

Ya le agarraste la onda al trabajo de principiante, dominaste el nivel intermedio y te luciste con los movimientos avanzados, ahora es el momento de que pruebes con movimientos de nivel experto.

Este libro te brinda una amplia gama de asombrosos movimientos de *pole* para dominar. Cada uno de estos trucos toma un poco de tiempo para aprender y dominar, y con cada uno de ellos, podrás conseguir resultados geniales a medida que avances.

El pole dance es un arte, un arte que debes trabajar para dominar. Lleva tiempo, y puede que te enojes contigo misma, pero a medida que continúes esforzándote, y con estos movimientos expertos a tu disposición, podrás sacar el máximo provecho de tu capacidad para aprenderlos y te sentirás mucho mejor también.

Me tomó mucho tiempo aprender cada uno de estos movimientos, y definitivamente no son para los que no lo han hecho antes. Requieren mucha fuerza y flexibilidad, lo que veremos en un capítulo posterior también. Es hora de aprender esta amplia gama de movimientos de *pole*, y ver lo que puedes lograr.

Monturas de Agarre Extremas

En pole dance, montar tu cuerpo al tubo y sostenerlo allí puede ser increíblemente difícil. Sin embargo, hay algunos trucos bastante sorprendentes e interesantes para probar, especialmente si estás buscando algo más desafiante. Estos trucos requieren una gran cantidad de fuerza de brazo, pero sin duda valen la pena si realmente quieres llevar tu pole dance a nuevas alturas. Puedes pasar tiempo aprendiendo cada movimiento y una vez que lo domines, puedes pasar al siguiente.

Bandera de Codo a Bandera

Este es uno de los trucos que se ve fácil, pero es todo fuerza del brazo y agarre. Para comenzar, levanta tu brazo externo contra el tubo a un nivel más alto, sosteniéndolo allí con el área del codo. Lo que quieres es envolver el tubo con la parte interna de tu codo. Ubica tu otra mano en la posición apropiada para un agarre amplio, o *split*. A continuación, patea el suelo, sostente elevada de forma perpendicular al tubo y luego, cuando estés cómoda, inmediatamente desliza tu mano superior a un agarre amplio estándar. Mantén la pose. Ahora, éste podría ser más fácil de aprender en primer lugar si dominas tanto la Bandera de codo como la Bandera estándar, y luego las combinas. Normalmente, la Bandera de codo es un poco más fácil de aprender inicialmente.

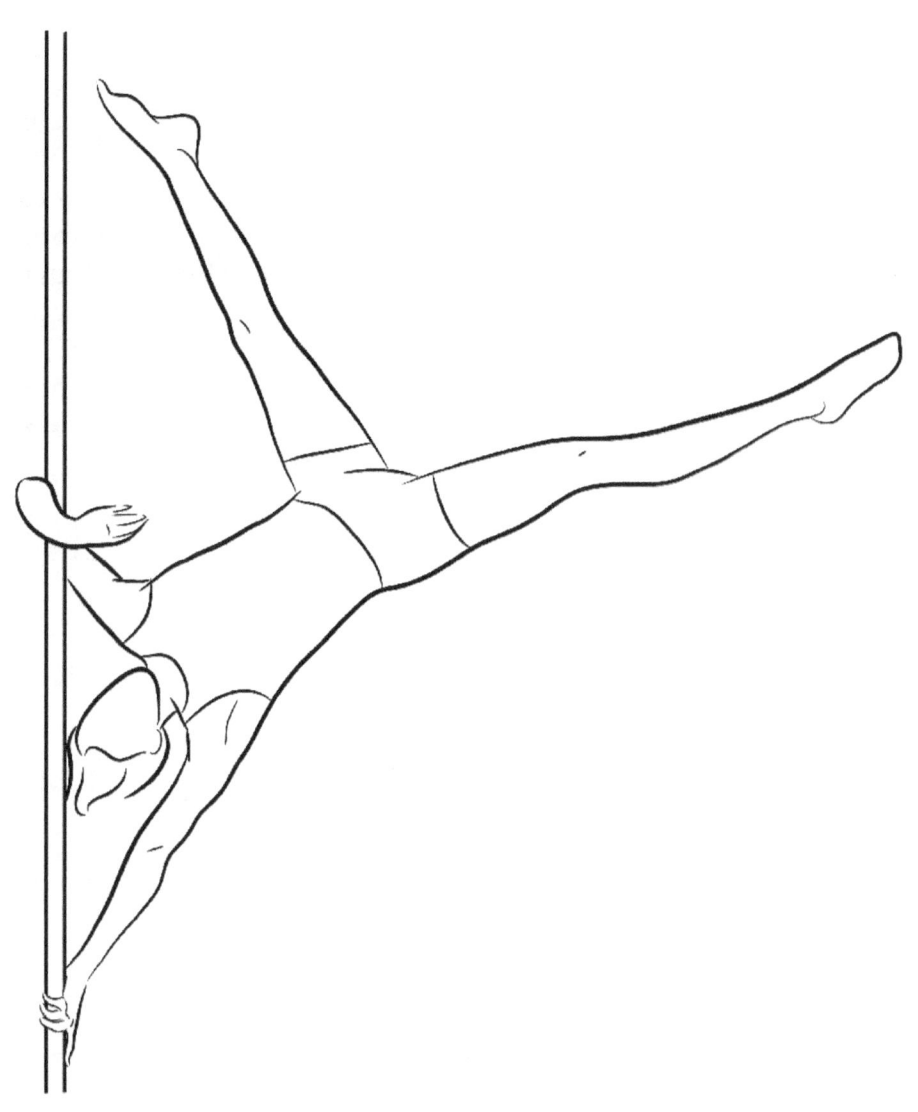

Bandera China

Este es un movimiento muy bueno para aprender inicialmente cuando estás tratando de hacer estas variaciones. Para comenzar, debes tener tus brazos en agarre amplio una vez más. Idealmente, el tubo debe estar en configuración estática, no giratoria. Desde allí, patea las piernas hacia arriba, llevándolas tan alto como puedas, casi invirtiendo el cuerpo. Puedes asistirte con el tubo para comenzar la práctica, pero trata de mantenerte lo suficientemente lejos para que no estés tocándolo, más que con las manos. Desde allí, puedes abrir las piernas hacia afuera y mantenerlas allí. Este es un movimiento complejo, y si no tienes suficiente fuerza en brazos y abdomen, es recomendable que trabajes en fortalecerlos también.

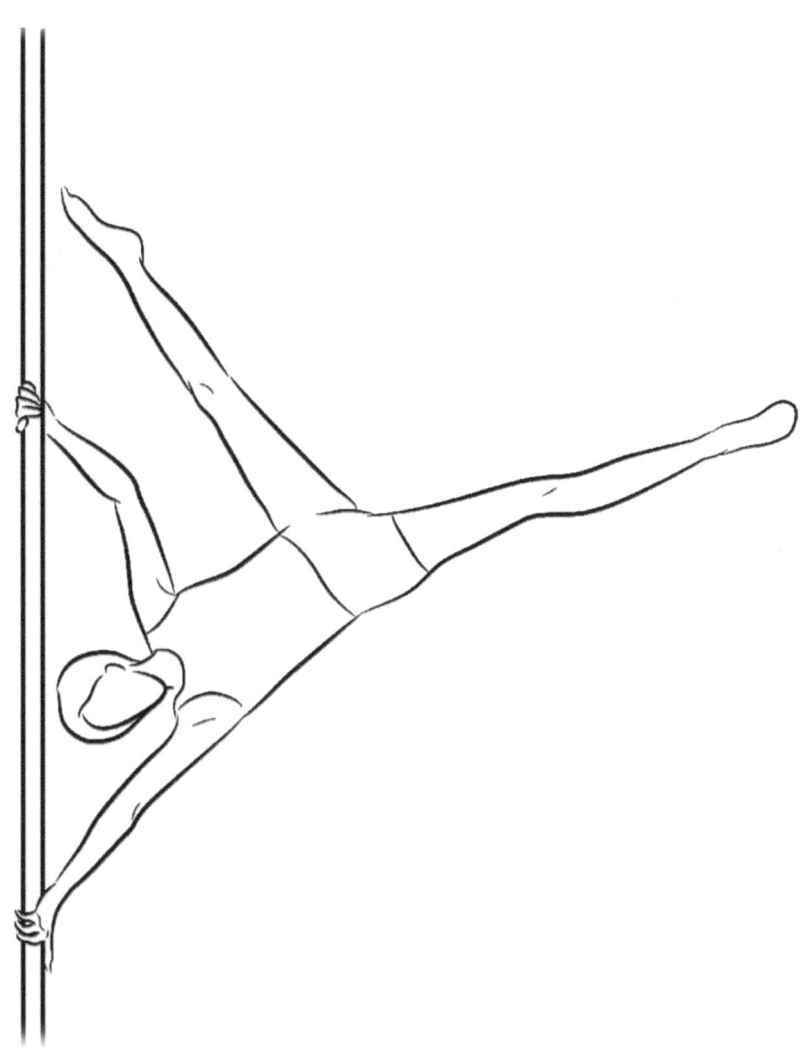

Bandera China con piernas de Actitud

La Bandera China es uno de los movimientos más difíciles de intentar, pero la adición de las piernas en pose "Actitud" sin duda puede hacer que se vea aún más increíble. Para empezar, ubica tus manos en el tubo en un agarre amplio, con la mano dominante arriba y la otra en la parte inferior. A partir de ahí, patea el piso para despegar, usando tu núcleo para ayudar a balancearte, y de allí, una vez que tengas las piernas en ángulo hacia arriba, júntalas, con una doblada y la otra estirada. Acostumbrarse a esto requiere mucho trabajo, además de fuerza en abdomen y brazos.

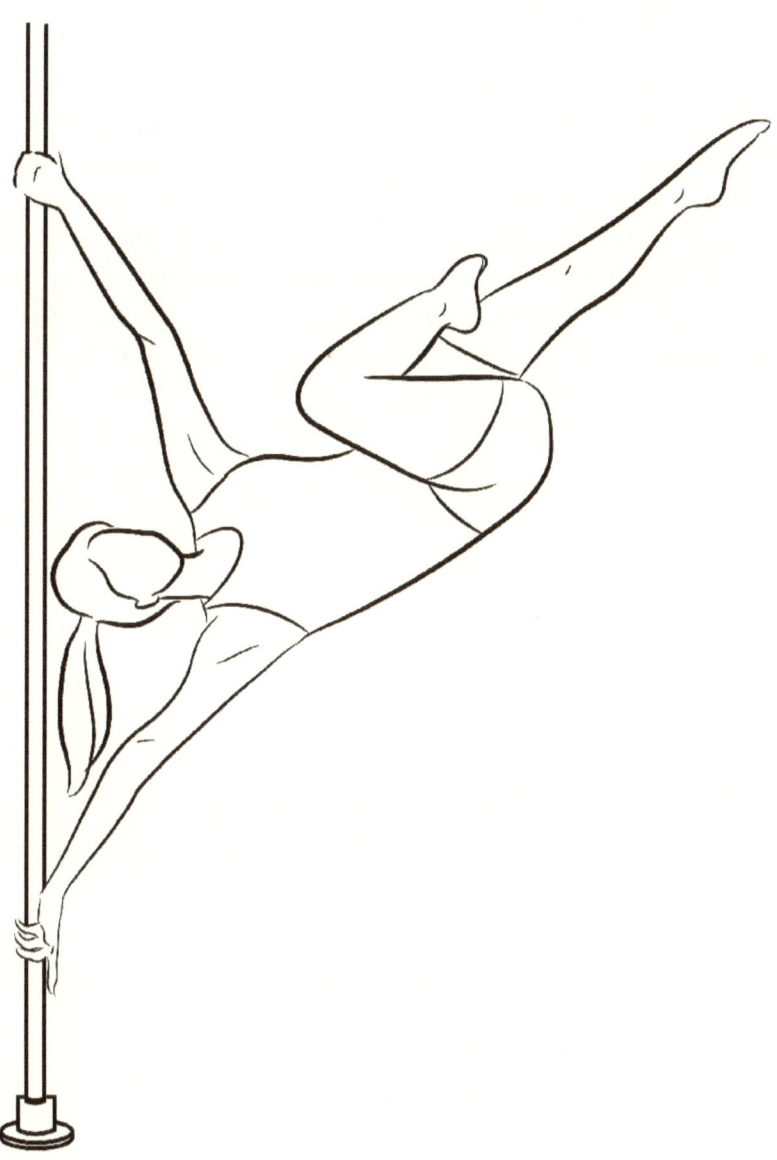

7

Luna Llena o Back Roll de Bandera

Esta es otra variación de la Bandera. Para hacerla, debes comenzar en posición de Bandera pero esta vez, moverás tu cuerpo hacia atrás alrededor del tubo. Una vez en Bandera, lleva tus piernas detrás de ti y deslízalas hacia atrás, torciendo tus manos en el proceso para que no te lastimes. Algunos pueden aprender este movimiento inmediatamente en un tubo giratorio, pero para otros puede ser mejor comenzar en uno estático, para que no terminen mareándose. Aprender este truco toma un poquito más, simplemente por cómo te estás moviendo, pero es increíblemente divertido.

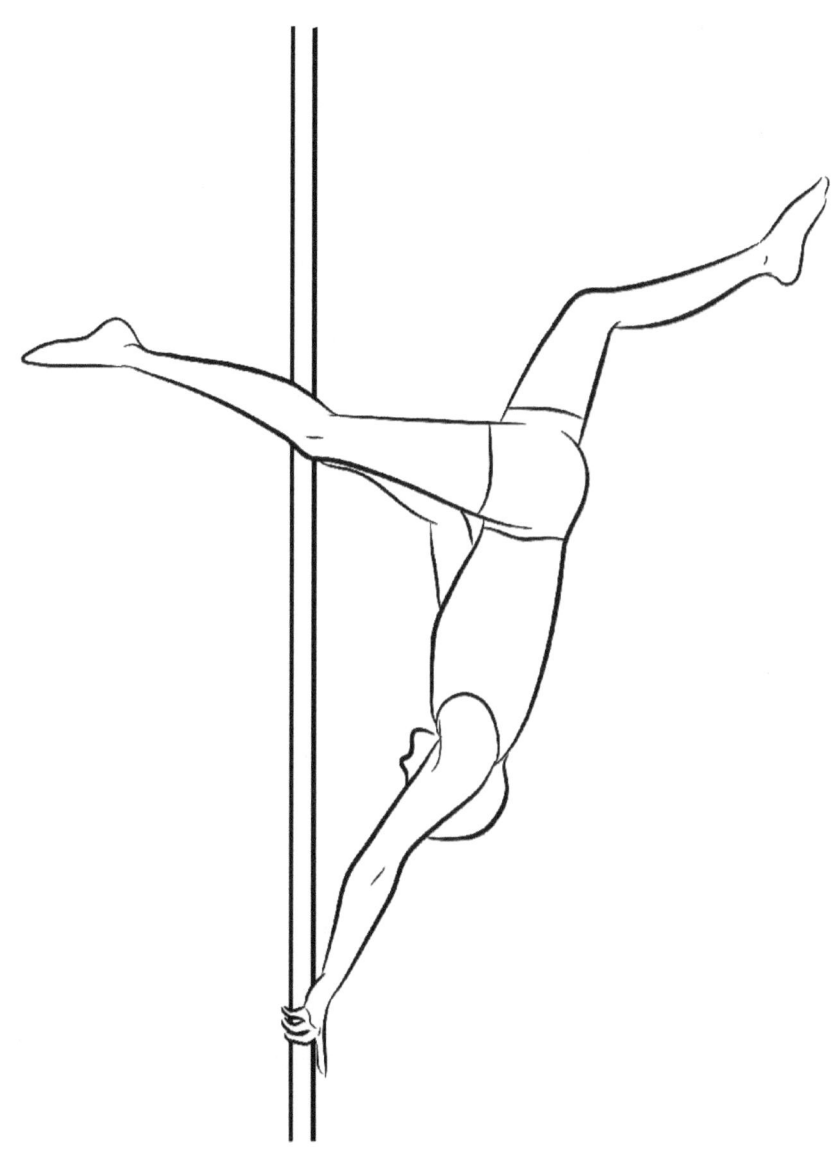

9

Bandera a Enganche de Cadera

Esta es otra variante de la Bandera, pero se transforma en algo más. Para comenzar, sube al tubo en posición de Bandera. Sin embargo, en vez de llevar las piernas hacia abajo, las contraes, llevando las rodillas al pecho y abrazando el tubo, para luego engancharlo con tu cadera y asegurar allí la pose. Ahora, deslízate hacia abajo por el tubo. Este es otro movimiento extremadamente duro, y sólo se debe intentar una vez que se dominen los otros movimientos enumerados aquí antes.

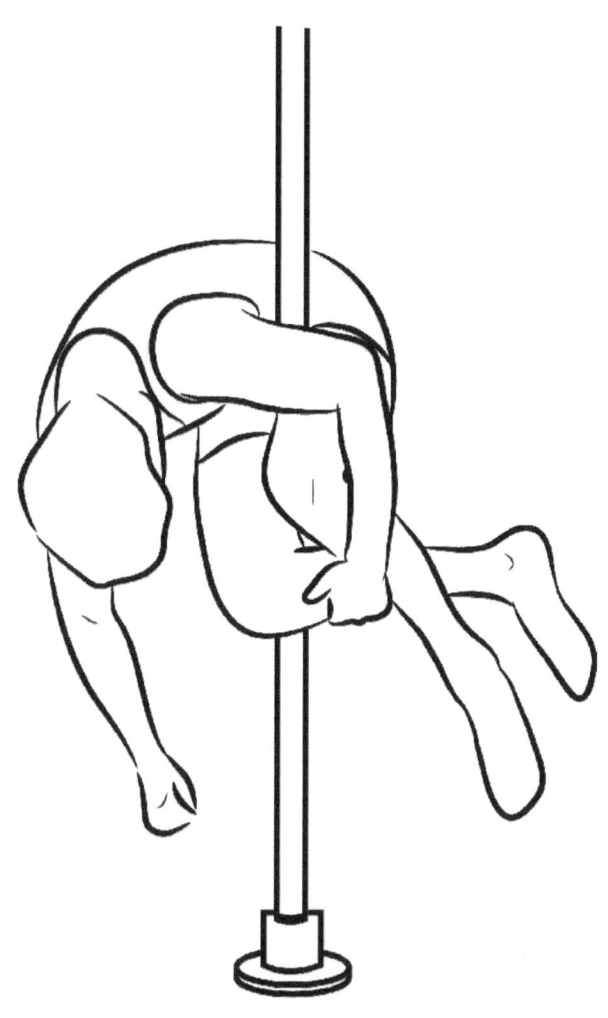

Escalada Sin Piernas

Para hacer este truco, tienes que depender completamente de la fuerza de tus brazos. Para comenzar, párate frente al tubo y sujétalo con tus manos en agarre básico. Desde allí, envuelve tus piernas alrededor del tubo, pero trata de no tocarlo completamente (puedes hacer esto a horcajadas, con las piernas derechas en *Pike*, o en *Pike* por un lado del tubo, por ejemplo). A continuación, empieza a subir halando con los brazos. Este es uno de esos movimientos que no es necesariamente difícil debido a la técnica, pero requiere una cantidad significativa de fuerza en los brazos. Realmente te ayudará a fortalecerlos si eso es lo que buscas.

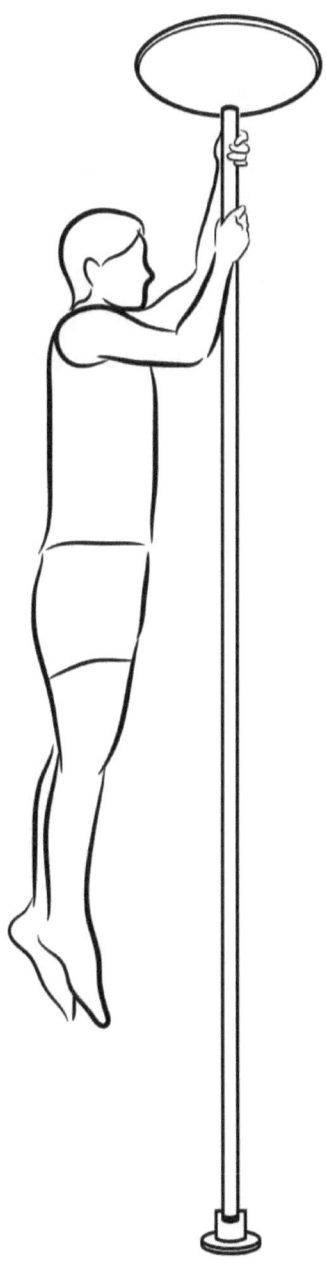

13

Variación de Torre de Pisa

Esta es una variación de la Torre de Pisa (*Downsplits* o *Russian Splits*). Puede gustarle a algunos, pero requiere de mucha más fuerza en brazos y abdomen. Comienza en una inversión básica. Una vez que haces eso, debes enrollar una pierna alrededor del tubo, preferiblemente la izquierda, por debajo del agarre de tu brazo superior y luego estirar la otra pierna completamente hacia abajo. Extiende la pierna que enganchaba el tubo, y sujeta el tobillo con tu otra mano. Procede a extender tu otra pierna hacia fuera, formando una línea recta con las dos, manteniéndolas allí en *split*. Esta es una versión mucho más difícil de una típica Torre de Pisa o *Downsplits*, pero ciertamente se ve muy bien, y su precisión hace que luzca increíble.

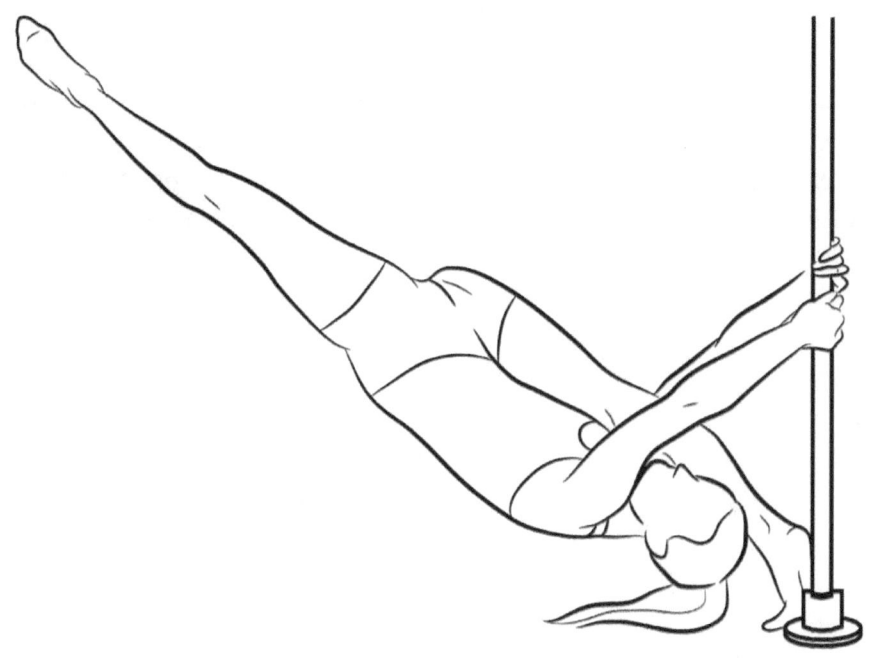

Twisted Monkey

Este es similar a la Bandera de codo en cierto sentido. Para comenzar, debes tener tu brazo izquierdo contra el tubo a nivel del codo, y el otro en un agarre amplio. Patea las piernas hacia arriba manteniéndolas allí, y ahora, posiciona las piernas casi en una pose de Gacela o *Stag*. Suelta tu codo y en su lugar comienza a deslizar tu mano contra el tubo hasta estirar el brazo. Este es un paso difícil de aprender, pero habiendo ya aprendido y dominado la Bandera básica, se hace más fácil para muchos.

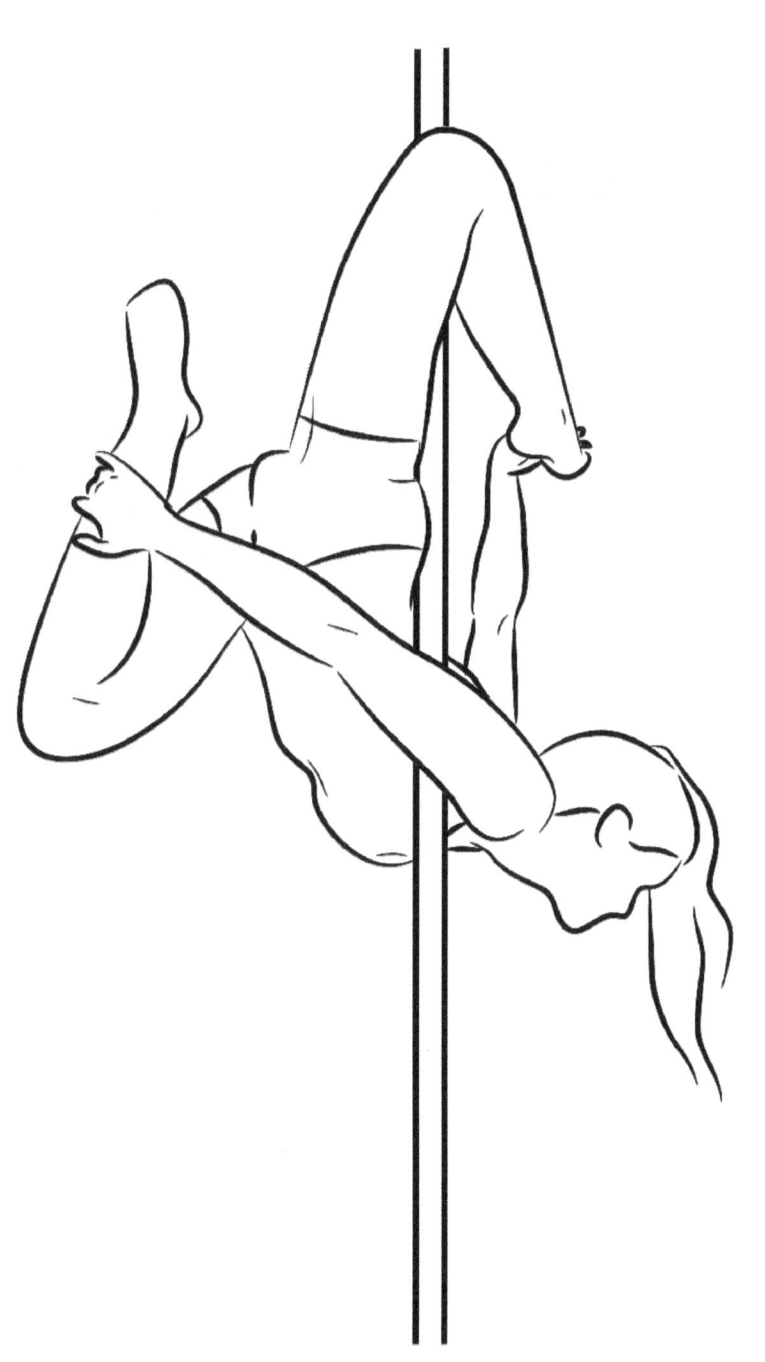

Pointer

Este truco es similar a muchas de las variaciones de la Bandera, pero la diferencia más grande es cómo haces el agarre. En lugar del agarre amplio típico, estarás utilizando un agarre *twisted*, o torcido, para sostenerte hacia arriba, con tu mano derecha mirando hacia afuera y la muñeca torcida hacia adentro, y con tu brazo izquierdo contra la parte inferior del tubo. Debes entonces patear hacia arriba, y de allí, sostener la posición. Puede tomarte un tiempo poder mantener esto, pero una vez que lo hagas, debes continuar llevando tus piernas hacia arriba, con los pies en punta y el cuerpo en línea recta. Este es un movimiento que tomará un poco de tiempo aprender, especialmente porque el agarre es muy diferente a los que acostumbras usar. Sin embargo, es muy divertido y puede ser genial aprenderlo si buscas un desafío.

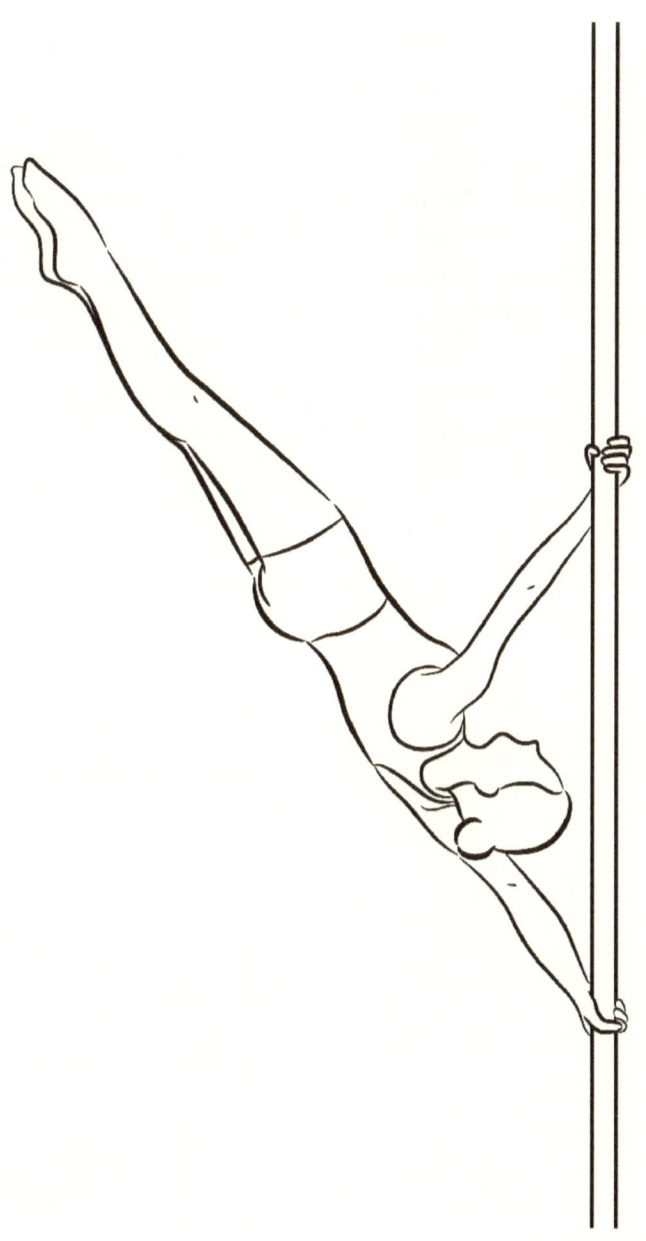

Abrazo de Un Brazo

Esta es una variación de otro movimiento discutido en el libro de trucos de *pole* avanzado. Para comenzar, escala el tubo, con el brazo derecho haciendo agarre de codo y el brazo izquierdo más arriba. Una vez que hayas subido, con el torso pegado al tubo, lleva tus piernas hacia atrás y, con los pies tocándose entre sí, ábrelas y dóblalas al nivel de las rodillas, de manera que se forme una especie de triángulo (también podrías extender una pierna y flexionar la otra). Luego, lentamente, suelta el otro brazo, para que tu único punto de agarre sea en el codo, que sostendrá todo tu peso. Esta es una gran manera de mejorar tu fuerza, especialmente si te cuesta sostener tu cuerpo elevado a nivel del codo. Si vas a aprender la Bandera, deberías intentar esto primero.

Otra cosa divertida que puedes hacer es continuar subiendo, tirando con la otra mano y manteniendo tu codo como soporte. Puedes ir más alto, aflojar el codo, y continuar intercalando los agarres para un gran movimiento de escalada que definitivamente será un reto.

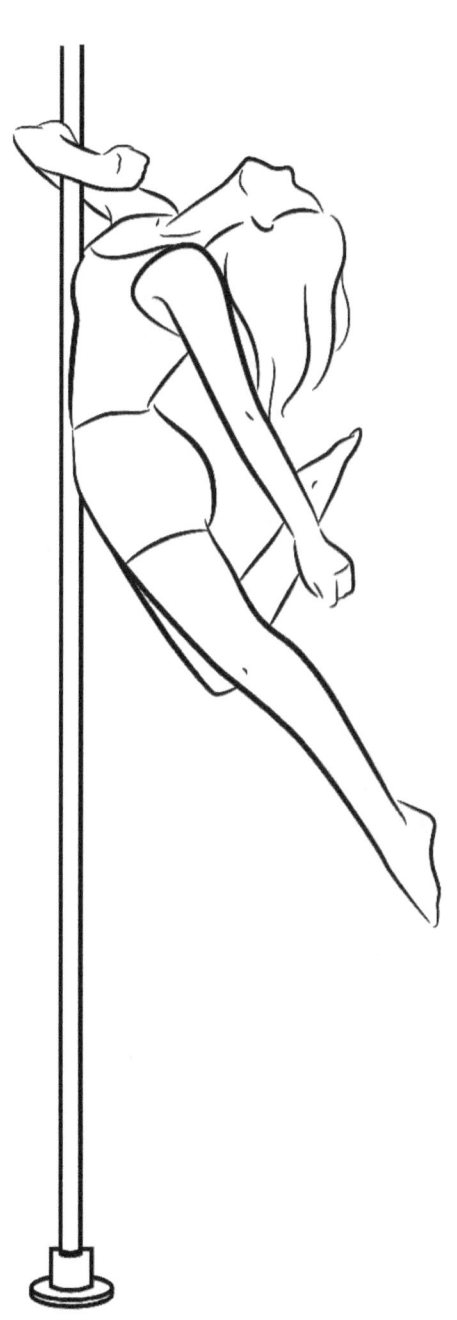

Escalada Straddle sin piernas

Esta es otra gran escalada para aprender, especialmente si quieres aprender a escalar valiéndote sólo de tus manos. En este caso, en lugar de tener las piernas contra el tubo, las tendrás hacia un lado, del lado opuesto a las manos. Para comenzar, ten las manos en un agarre básico, luego patea las piernas y llévalas a un lado. A continuación, puedes subir rodeando el tubo de lado a lado si lo deseas. Esto es increíblemente difícil, pero es un movimiento de escalada que sin duda probará la fuerza de tus brazos si es lo que estás buscando. Si lo que buscas es mejorar tus agarres, este truco será perfecto para ti también.

Es recomendable aprender todos estos agarres y escaladas en tubo estático primero. A menudo terminamos aprendiendo de alguna u otra manera, la cosa es que, cuando estás intentando aprender cómo hacer una Bandera, necesitas tener una buena base de apoyo. Si estás aprendiendo y girando a la vez, puede resultarte muy difícil lograrlo. Por eso, es recomendable que aprendas en estático y una vez que te sientas lista, lo hagas en tubo giratorio. Además, no trates de aprenderlos todos a la vez. La mejor manera es comenzar con las variaciones de la Bandera, y desde allí, pasar a otros movimientos. Esto sin duda te ayudará, y hará más fácil que puedas entender estos movimientos mucho mejor.

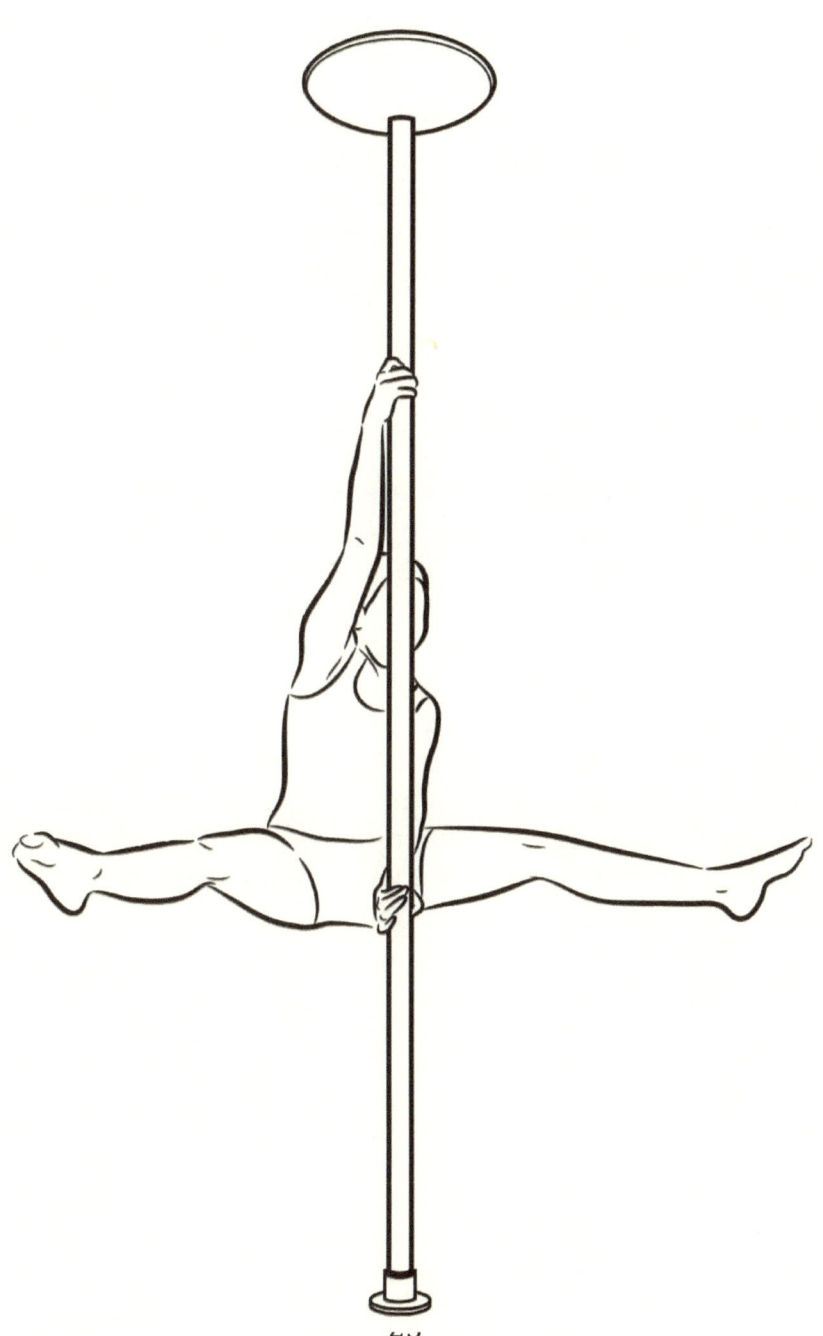

Inversiones Nivel Experto

Las inversiones son aún más divertidas y mucho más desafiantes en el nivel experto. Requieren mucha más fuerza de abdomen y brazos que antes, pero también un poco más de valentía. Este capítulo explorará algunas inversiones para expertos que puedes probar y lo que necesitas hacer para dominar cada una de ellas, de forma simple pero eficiente.

Chinese Rubber Aysha con agarre *split*

Este es un movimiento que requiere no sólo saber cómo invertirse correctamente; también es bueno aprender a hacer una Bandera primero, ya que te servirá como base. Para comenzar, entra en una inversión básica. Desde allí, coloca tus manos en una posición de agarre *split*. Debes entonces extender tus piernas hacia atrás, sosteniéndolas juntas y doblándolas en la rodilla. Aquí es donde la fuerza abdominal entra en juego, ya que estarás equilibrándote hacia arriba en el tubo. Para bajar, puedes soltar y volver a tus pies si no estás tan arriba, o envolver el tubo con las piernas, juntar tus manos en un agarre básico y luego deslizarte hacia abajo. Esto requiere un poco de práctica para acostumbrarse, pero podrás aprenderlo rápido si ya has dominado la Bandera.

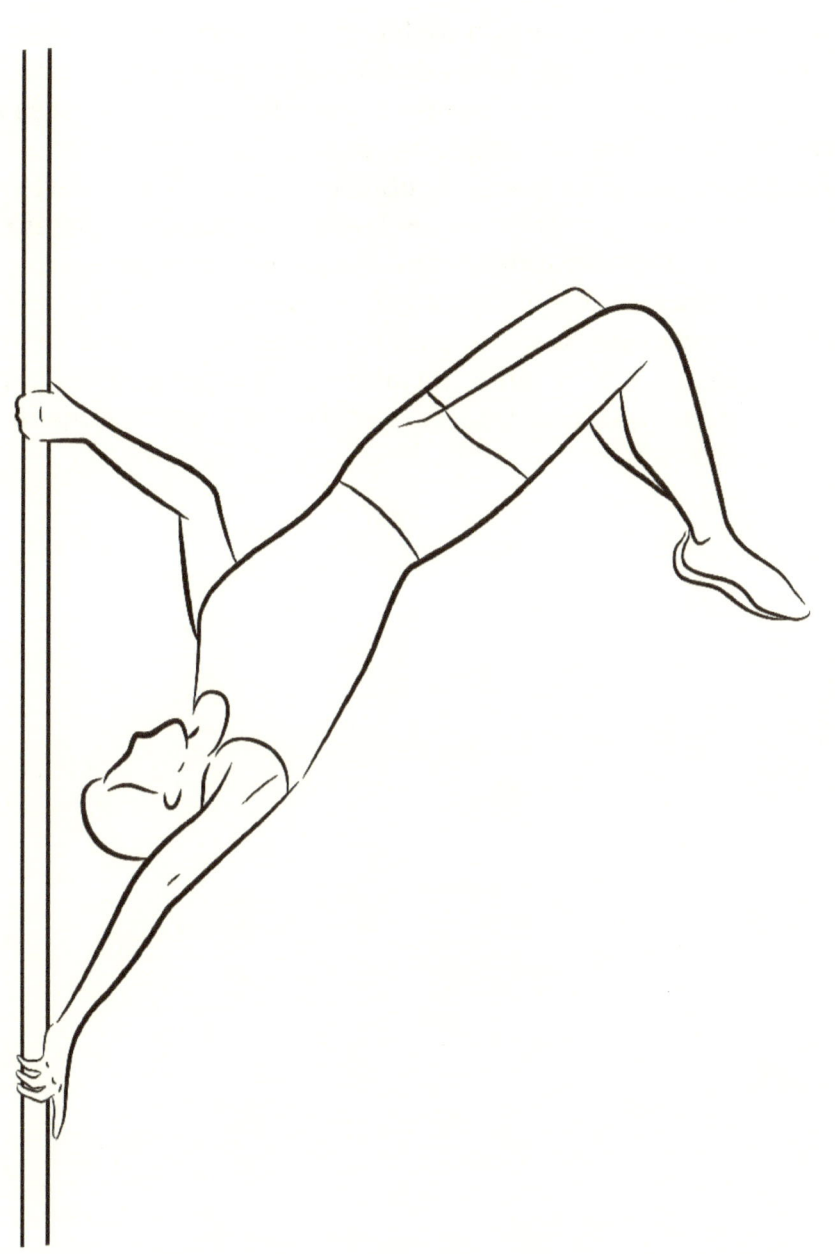

Straight Edge a Súper Inversión

Este es siempre muy divertido de hacer. Para comenzar, debes estar en inversión básica, y de allí, debes enderezar tu cuerpo tan derecho como puedas (a lo que se le llama *Straight Edge*, o Aysha Vertical, si se hace con agarre de codo). Aquí es donde se pone más difícil. Ahora, la mayor precaución para esto es tratar de ubicarse a una altura suficiente como para no golpearte la cabeza con el suelo o la pequeña plataforma que rodea el tubo. A continuación, cambia tus manos a un agarre de copa, aleja tus piernas del tubo y baja así tu cuerpo a una súper inversión. Estarás muy cerca del suelo, lo cual está bien, así es como se hace. Esto puede ser bastante alarmante inicialmente, ya que podrías pensar que vas a caer, pero si haces los agarres correctos y has dominado la súper inversión, estarás bien.

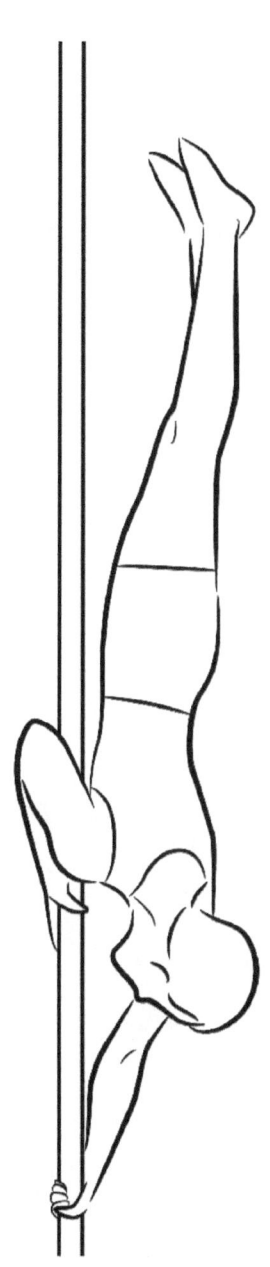

Bandera China contorsionada

Esta es otra variación de la Bandera China. Para comenzar, ejecuta una Bandera China. Desde allí, simplemente une las piernas estiradas y crúzalas en dirección opuesta a tu torso (hacia un lado), sosteniéndolas allí. Esto podría sentirse extraño, pero en comparación con otras variaciones, esta es una de las más fáciles. Para terminar puedes simplemente mover tu cuerpo hacia abajo, trayendo las piernas de nuevo al otro lado, donde están tus manos, y ponerlas en el suelo.

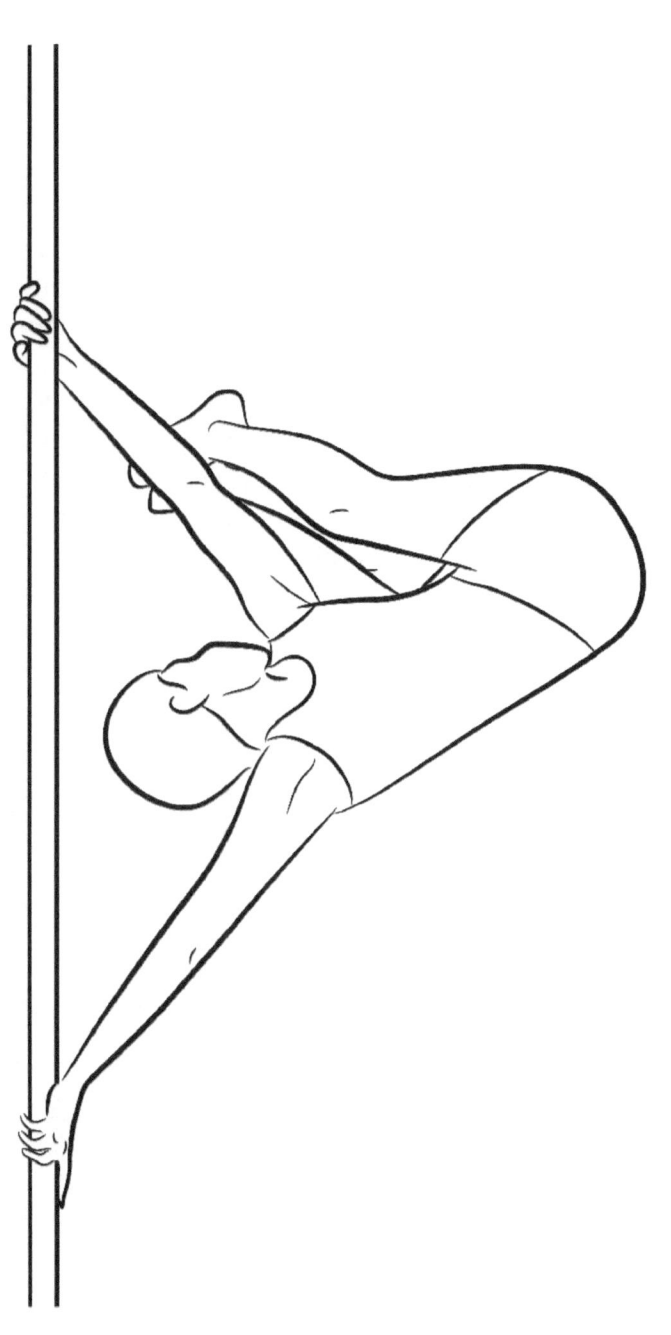

U-Bend

Este movimiento es muy complicado y de apariencia algo extraña cuando lo vez por primera vez. Comienza sujetando el tubo en un agarre estándar, con tu pie izquierdo apoyado contra la parte inferior, y de allí, extiende tu otra pierna tan arriba a lo largo del tubo como puedas, sosteniéndola allí. Ahora, aquí es donde comienza la diversión. Debes bajar esa pierna estirada, de forma envolvente, de manera que tus brazos queden en medio de las dos piernas. Cambia tus manos de un agarre básico a casi un agarre de copa. A partir de ahí, debes "caminar" tus piernas un poco hacia abajo con el fin de ubicarlas al mismo nivel. Tu torso estará mirando hacia afuera. En este punto, debes entonces soltar una de tus manos, manteniendo allí la pose. Para bajar del tubo, sujétalo con tu mano libre por encima de la pierna y ábrelas hacia los lados, o simplemente termina de descender por el tubo.

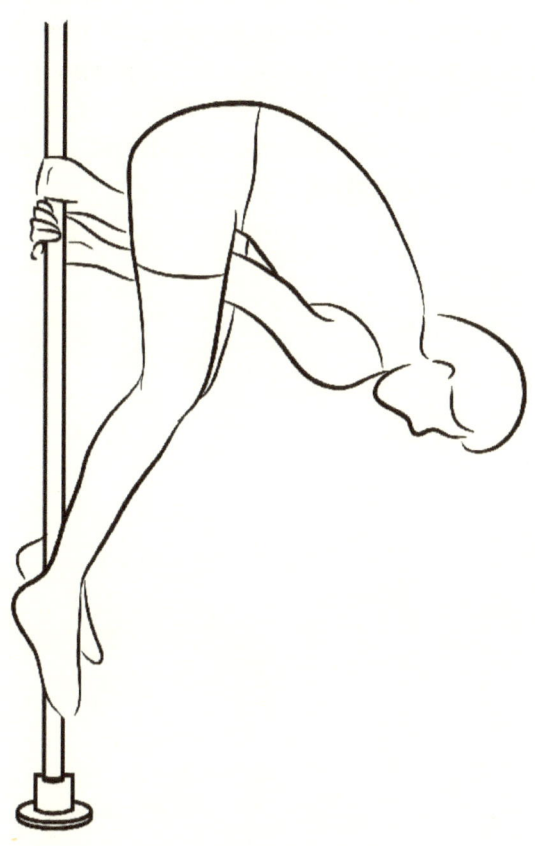

La Roue

Este movimiento es una divertida inversión para probar, y es muy similar al *U-Bend*. Para comenzar, ejecuta ese truco. A partir de ahí, sin embargo, en lugar de terminarlo allí, continuarás la trayectoria circular que traía la pierna que bajaste, llevándola por debajo de tu cuerpo hacia el lado opuesto y cambiando de pierna para completar el círculo. Esto es bastante complicado, así que tenlo en cuenta cuando lo hagas. Idealmente, lo mejor es dominar el U-Bend antes de intentar este, ya que es una versión más compleja del mismo.

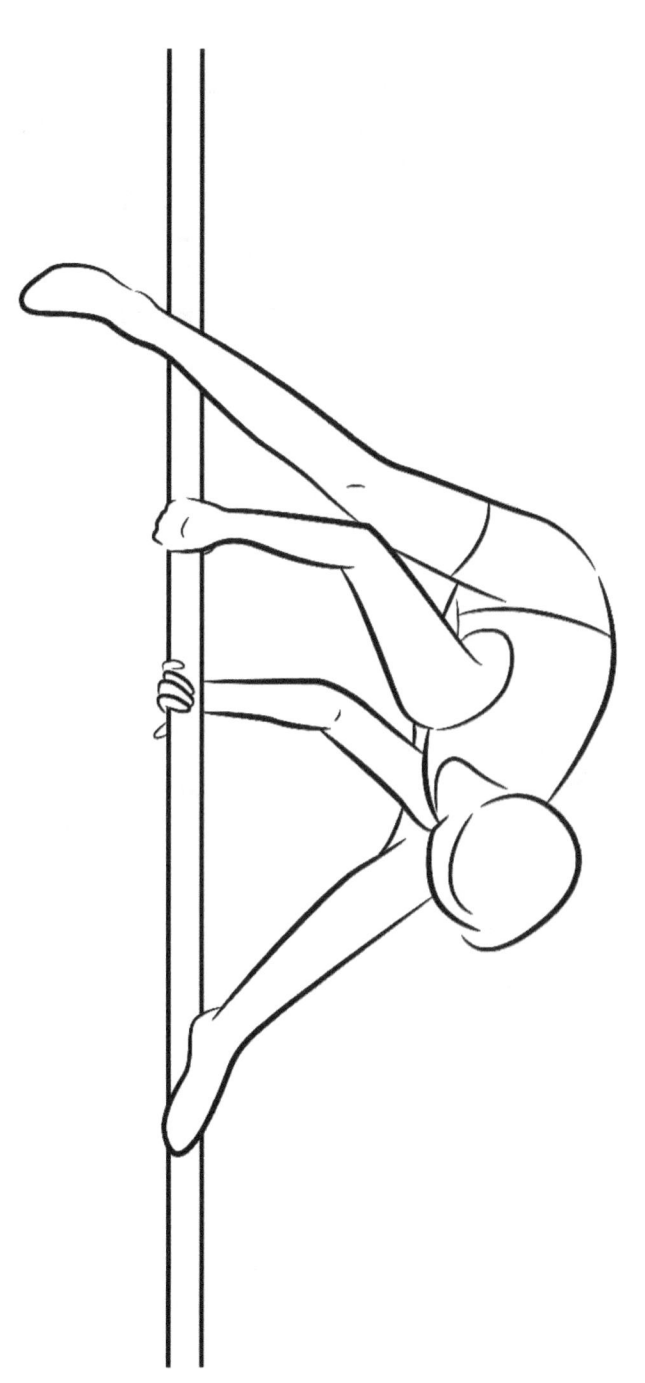

Codo Doble de Goma o Rubber Double Elbow

Este es un bonito, pero bastante difícil, movimiento de agarre de codo. Para comenzar, escala el poste y después haz una Palanca o *layback* básico. En este punto, debes hacer un agarre de codo, con tu espalda hacia el tubo, y sujetarlo con tu otra mano unos 30cm más abajo. Ahora dobla lentamente las piernas, llevando tus pies tan cerca de tu parte trasera como puedas Una vez allí, puedes mantener el agarre, o llevar tus piernas hacia adelante, para ayudarte a bajar del tubo.

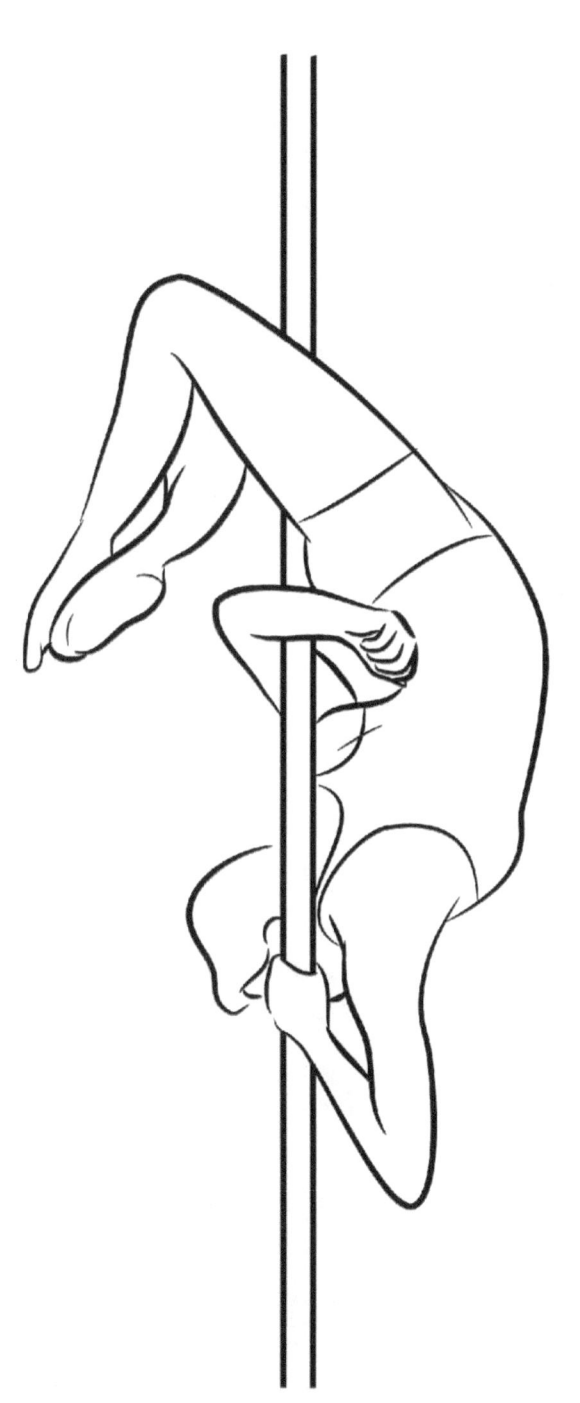

Allegra Box Splits

Si eres buena haciendo *Box Splits* y te encanta hacer Allegras, entonces esta variación es perfecta para ti. Comienza con un agarre amplio e inviértete alrededor del tubo. Dobla tu pierna derecha en agarre de corva y luego estira tu pierna izquierda y deslízala hacia abajo pegada al tubo, llevando tu torso hacia adelante. A partir de ahí, endereza tu pierna superior lo más que puedas, idealmente hasta el punto de un *split*. Ahora puedes mantener un poco la pose y luego bajar. Este movimiento no es simple, requiere una gran flexibilidad, por lo que se recomienda dominar tu flexibilidad personal antes de intentar este tipo de movimiento.

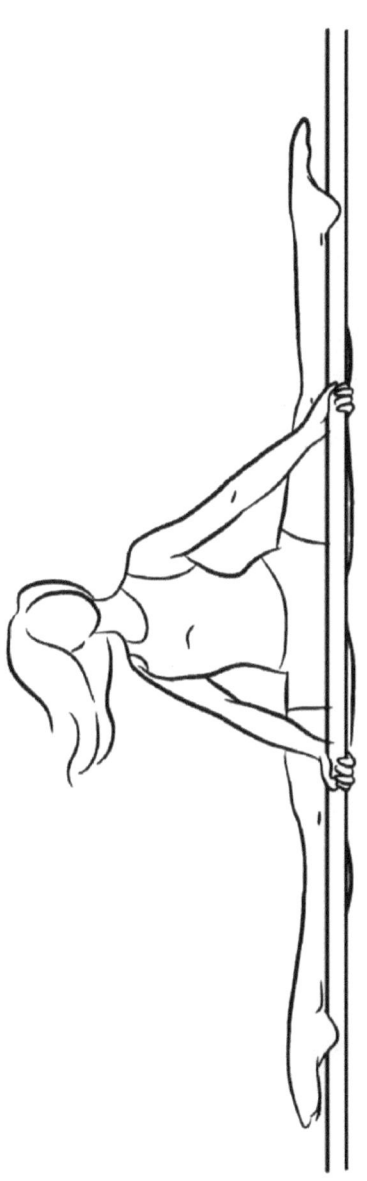

Banana Split

Este es un movimiento similar en cierto sentido al *split* que vimos antes. Sin embargo, no vas a entrar en un Allegra. Para empezar, sube al tubo y entra en inversión básica. Desde allí, envuelve tu pierna izquierda en el tubo, con agarre de corva. Extiende tu pierna inferior, que debería ser la derecha, hacia abajo. Mueve tu cuerpo para que esté en un agarre básico contra el tubo, y desde allí, lentamente estira tu pierna izquierda lo más que puedas. Si has estado trabajando en tu flexibilidad, esto debería ser relativamente fácil para ti, ya que eres capaz de extender lo más lejos posible. Tus piernas deben estar en diferentes lados, por lo que es un poco más simple que el *box split*.

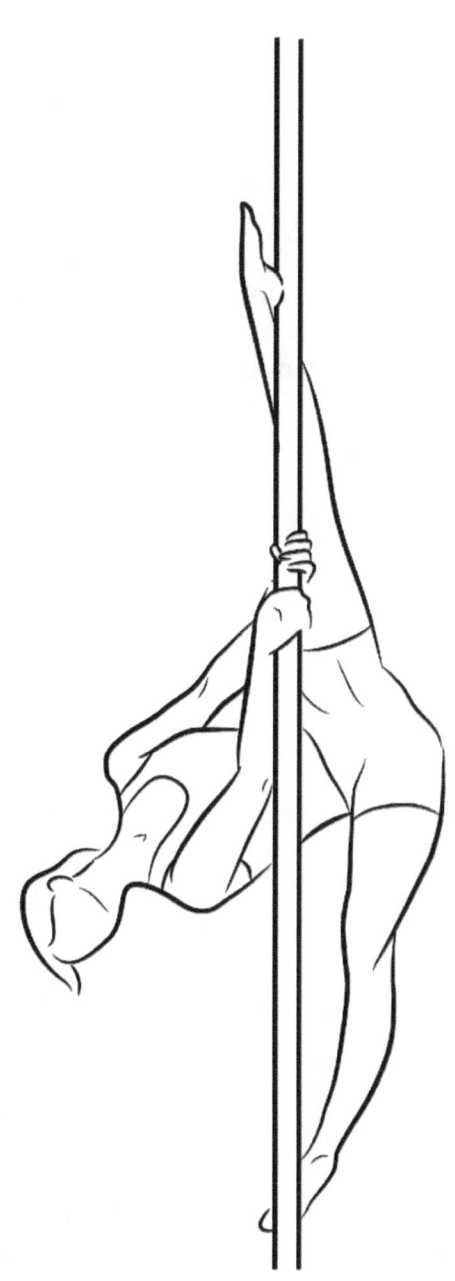

Bendy Diva Dive

Este es un divertido y flexible truco que puedes probar. Para comenzar, sube al tubo en escalada básica, y de allí, comienza a hacer un *layback*. A partir de ahí, lleva tu cuerpo paralelo al tubo, con la pierna izquierda mantenida recta y agarrando con el tobillo y la parte superior del muslo. Ahora dobla tu otra pierna hacia tu cabeza, sujetando el pie con el brazo extendido. Puedes usar ambas manos para agarrarlo, o puedes extender la otra hacia un lado. Se trata de un simple y divertido movimiento de inversión con flexión, y es bueno que lo pruebes si todavía estás tratando de aprender los movimientos de *pole* experto.

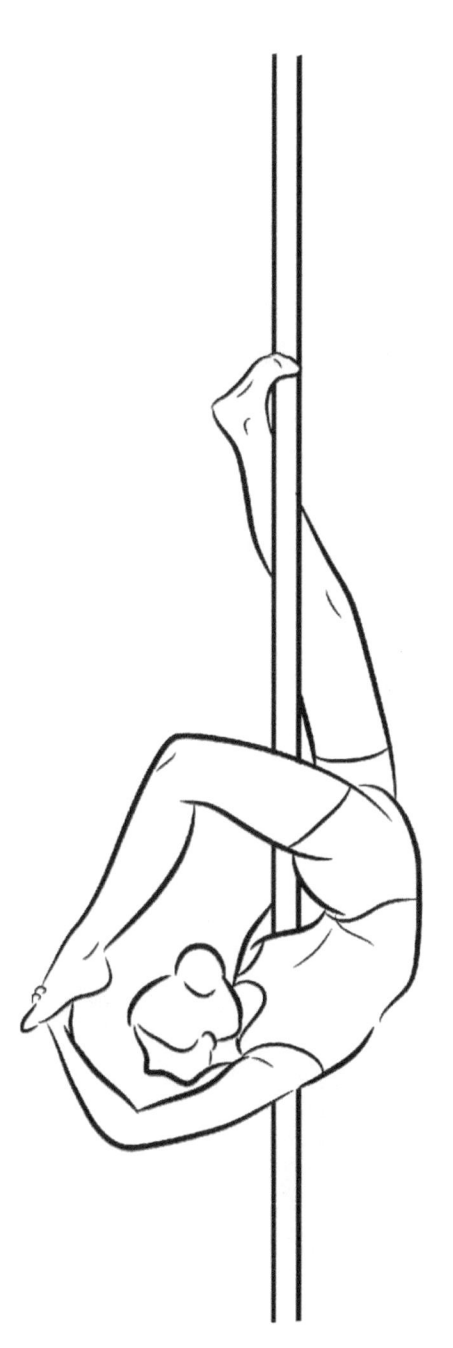

Death Lay

La *Death Lay* es la última pose con inversión que vamos a repasar, y ésta requiere un poco de valentía para hacerla, no sólo habilidad. La razón de esto es que estarás sujetando el tubo boca abajo, sólo con tus muslos, y el torso paralelo al suelo. Algunos bailarines de *pole* escogen hacer un *drop* o caída libre en este punto, que es de donde viene la parte "mortal". Te sugiero que no hagas una "caída mortal" (*death drop*) hasta que tengas control total de tus *drops*, y hayas dominado primero esta pose.

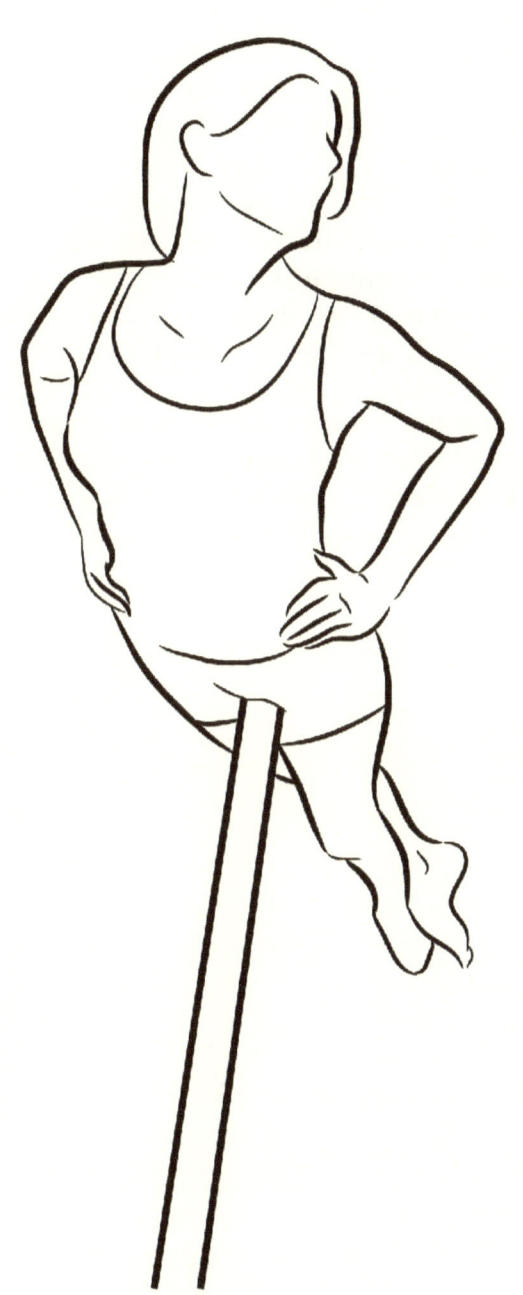

Para empezar, escala el tubo y empuja las piernas hacia arriba en una inversión (o súper inversión). A continuación, puedes subir las piernas hasta el tope, y desde allí, extenderlas bien hacia afuera. Nivela el torso con tus piernas y, lentamente, suelta los brazos del tubo, utilizando tus muslos para mantener un agarre firme. Si no puedes soltar ambas manos inmediatamente, hazlo una a la vez, que será más fácil. Si deseas aprender el *death drop*, puedes aflojar lentamente el agarre de tus muslos y dejarte caer, volviendo a apretarlos antes de golpear el suelo. Sin embargo, es un movimiento muy peligroso y no se debe intentar a menos que tengas dominio del agarre, o tengas a alguien cerca que te ayude en caso de que sobreestimes tus habilidades.

Estas inversiones son mucho más difíciles que el movimiento promedio, pero pueden hacerse. Puedes intentar una a la vez hasta dominarlas. Nunca sabrás de lo que eres capaz hasta que lo intentes, así que dale una oportunidad a estas, que son muy divertidas.

Poses Extremas

Las poses o figuras en el tubo son algo que muchas personas quieren mejorar, pero se necesita un poco de tiempo y esfuerzo para dominarlas. Este capítulo repasará algunas de las mejores poses a dominar para llevar tu trabajo de tubo al siguiente nivel.

Chopsticks

El *Chopsticks* es divertido y complicado. Para comenzar, escala el tubo y envuelve tu brazo a su alrededor, sosteniéndolo por el frente con tu axila. Desde allí, coloca tu mano inferior en un agarre básico y sostenlo allí. Ahora extiende tus piernas, una a la vez. Esencialmente, quieres hacer un *split*, pero no completamente. Una vez allí, puedes sujetar con tu mano la pierna, lo cual hace más fácil mantener la pose. Cuando hayas terminado, junta las piernas y deslízate hacia abajo por el tubo.

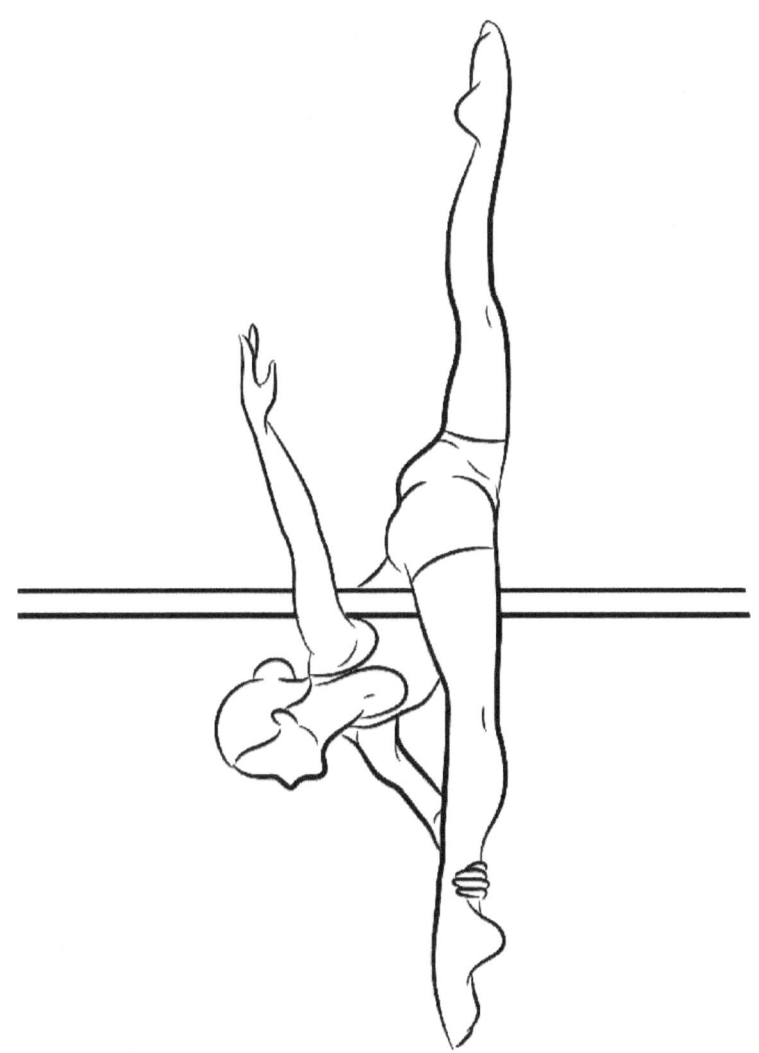

47

Rocket Man

Ésta es otra figura divertida de pole dance que puedes probar. Esencialmente, lo que quieres hacer es subir al tubo, y envolver tu brazo alrededor, sosteniéndolo por el frente con tu axila (como en *Chopsticks*). Alinea torso y piernas, y llévalos estirados hacia atrás, manteniendo el agarre contra el tubo. Desde allí, lleva tu otro brazo también hacia atrás y entrelaza las manos. Esto no es súper complicado en comparación con los otros movimientos, pero es una buena pose para aprender y añadir a tu rutina.

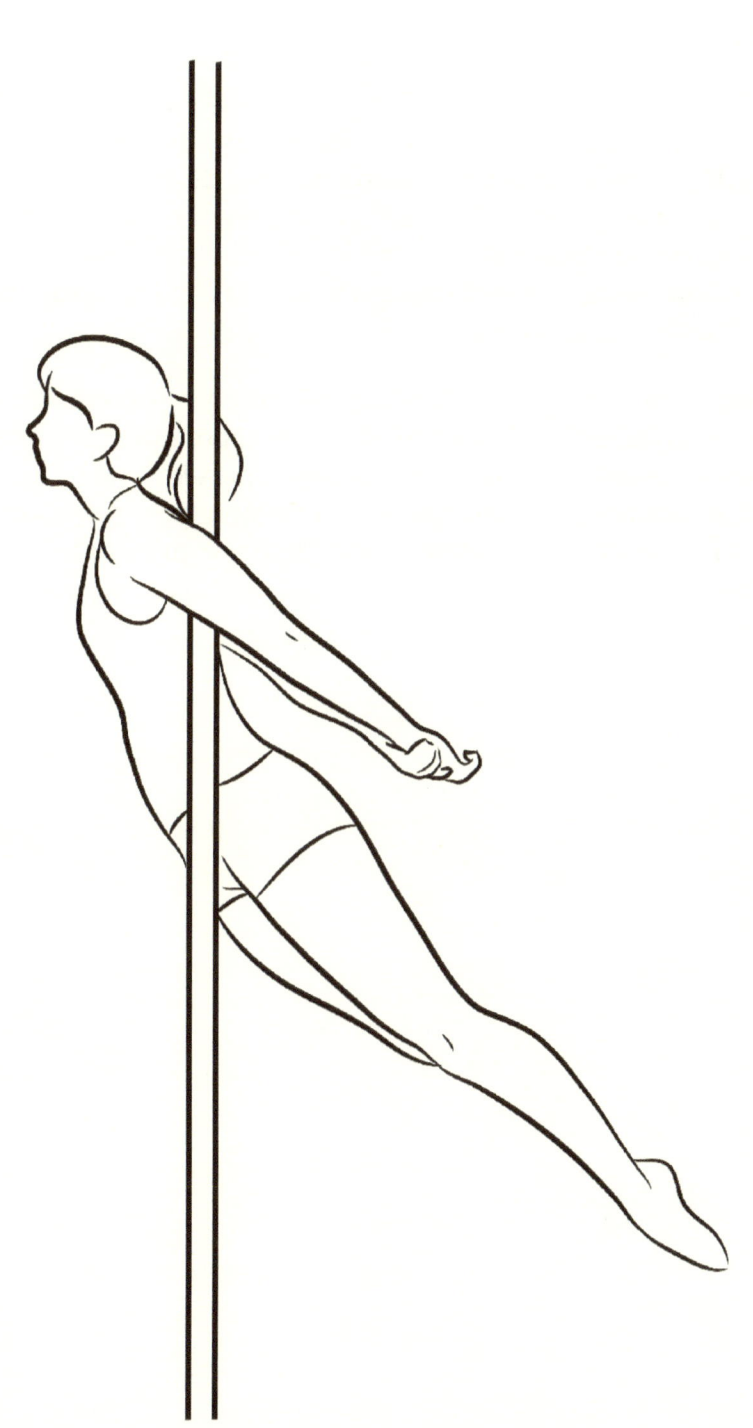

Planche

El *Planche* es un movimiento difícil. Para empezar debes escalar el tubo, y llegar tan cerca de la cima como puedas. Realmente quieres estar en lo más alto del tubo. Si estás utilizando un tubo "de escenario", debes llegar hasta el final del mismo. A partir de ahí, sostén el tubo en un agarre básico, reposa la mitad de tu torso sobre él, y después empuja tus piernas hacia atrás, extendiéndolas hacia los lados o en línea con tu cuerpo. Mantén allí la pose.

Ahora, este movimiento es muy complicado, y no debería intentarse a menos que hayas trabajado a ese nivel del tubo. Además, debes ser muy cuidadosa en cuanto al balance del peso corporal, ya que podría moverse un poco. Si quieres probarlo, tómate tu tiempo para practicarlo, pero no subas de inmediato hasta el tope del tubo, ve probando desde niveles más bajos.

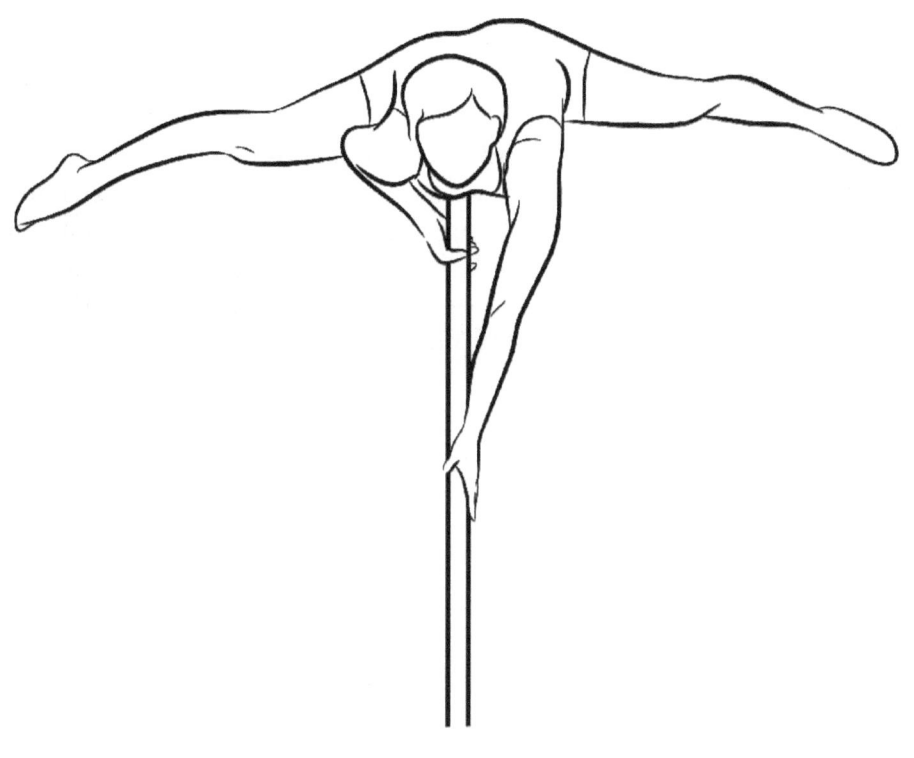

Iron X

El *Iron X* es un gran movimiento de *pole* para probar, y para ser un movimiento de nivel experto, es bastante simple. Si sabes cómo hacer una Bandera, ya estás encaminada para aprender este. Esencialmente, debes tener un agarre extendido o amplio en el tubo y a partir de ahí, patear las piernas hacia arriba, extendiéndolas hacia los lados, para crear una "X" con tu cuerpo. Mantén allí la pose y el agarre, con los brazos bien extendidos. Este truco es genial si estás buscando una gran adición a tu rutina. Si lo deseas, aprende las Banderas primero y luego pasa a este, ya que se te hará mucho más fácil.

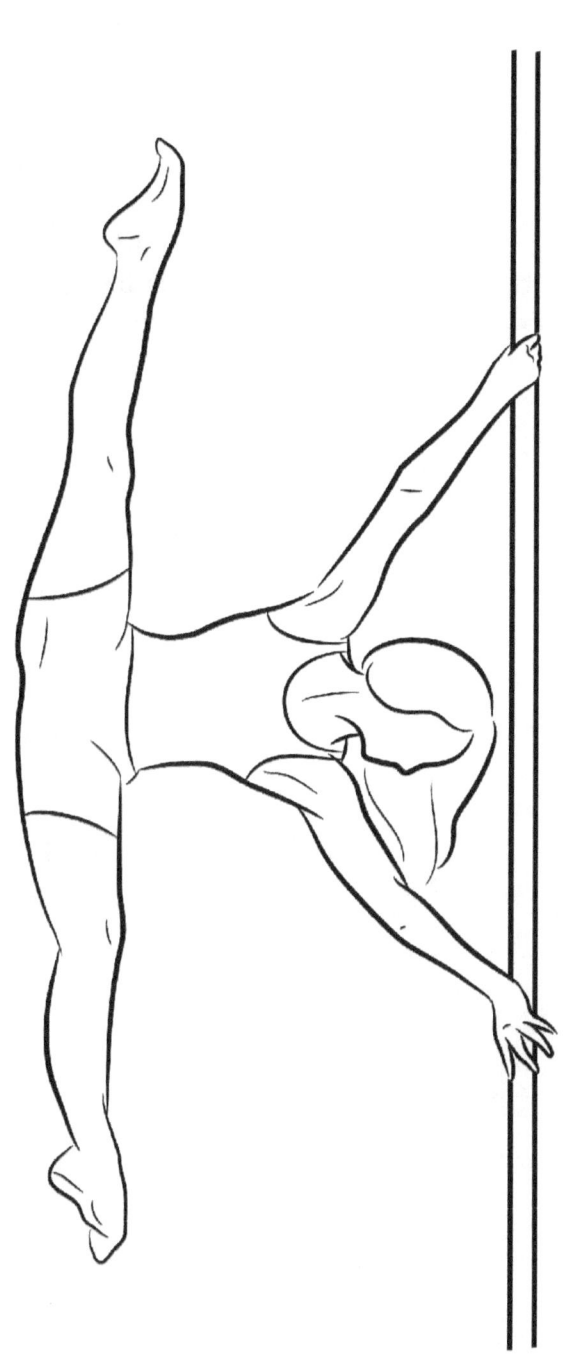

Abrazo Flexy Extendido

Este es un genial y flexible movimiento de *pole*. Debes asegurarte de haber trabajado en tu flexibilidad antes de intentar esto. Para comenzar, escala el tubo y rodéalo en agarre con tu codo derecho. Entonces debes bajar las piernas para que estén rectas, permitiéndote colgar del tubo. Desde allí, levanta tu pierna izquierda doblada hacia atrás y sujétala con tu mano izquierda desde arriba, echando tu cabeza también hacia atrás. Esto crea una bonita figura y además es una gran manera de mejorar tu estiramiento.

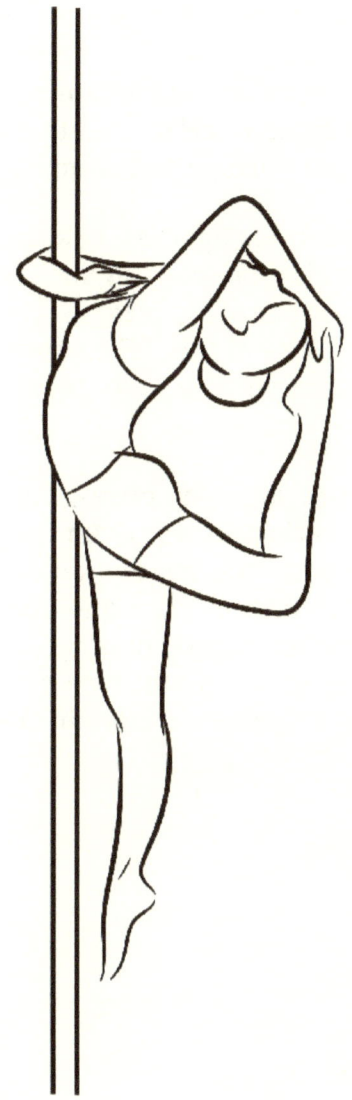

Puedes agregar todos estos movimientos como transiciones desde inversiones y otros trucos. A menudo, las poses también son útiles si estás deseando trabajar un área determinada, como los codos, por ejemplo, que requieren acondicionamiento. Algunas de ellas son de un nivel más fácil en comparación con otras que podrías ver. Sin embargo, deberías trabajar para probar todas estas.

Si estás luchando con los agarres, una de las mejores cosas que puedes hacer es limpiar el tubo con algún producto especial para ese fin, aplicarte *pole grip* en brazos, piernas y manos, y seguir utilizándolo a medida que trabajes en el tubo. Esto ayudará no sólo a mantener mejor los agarres, sino también a que te asegures de emplear la fuerza correctamente.

Ahora que conoces algunas poses, lo mejor que puedes hacer es aprender a combinarlas. Explora cómo podrías ir de una figura a otra, trata de hacer transiciones, añadiendo algunos de los ejercicios de piso, inversiones y otros movimientos que has aprendido. Con cada práctica, con cada paso, estarás un poco más cerca de dominar realmente el tubo; y con cada tipo de movimiento, técnicas y demás, podrás construir tu fuerza, lo que a su vez generará confianza en ti misma.

Figuras Extremas de Dobles para Probar

Los trucos de dobles son siempre muy divertidos, pero en un nivel extremo, es necesario asegurarse de que ambas personas están en plena forma. Este capítulo repasará algunos de los mejores movimientos de dobles que puedes dominar, y verás por ti misma lo que puedes hacer lograrlo.

Straddle Invertido a un brazo

Este es otro movimiento divertido que puedes probar. Para comenzar, es igual que el movimiento anterior, con una persona en la parte superior haciendo enganche de corva y luego, extendiendo la pierna inferior hacia abajo y manteniendo el agarre al tubo con las piernas. A partir de ahí, debe extender la mano, o si quiere ser valiente, las dos manos, hacia abajo con las piernas sujetando el tubo. Para la última parte, sin embargo, asegúrate de reforzar tu agarre con una mano, ya que es bastante difícil.

Para quien está abajo, sigue siendo más fácil, pero de nuevo, el asunto es ser capaz de mantener la posición allí. Sujetando la mano de la persona de arriba, debe entrar en una inversión, esta vez con las piernas en "V". Deben sostener allí la pose, manteniendo la presión y el agarre mientras lo hacen. Esto es más difícil, pero se ve muy lindo.

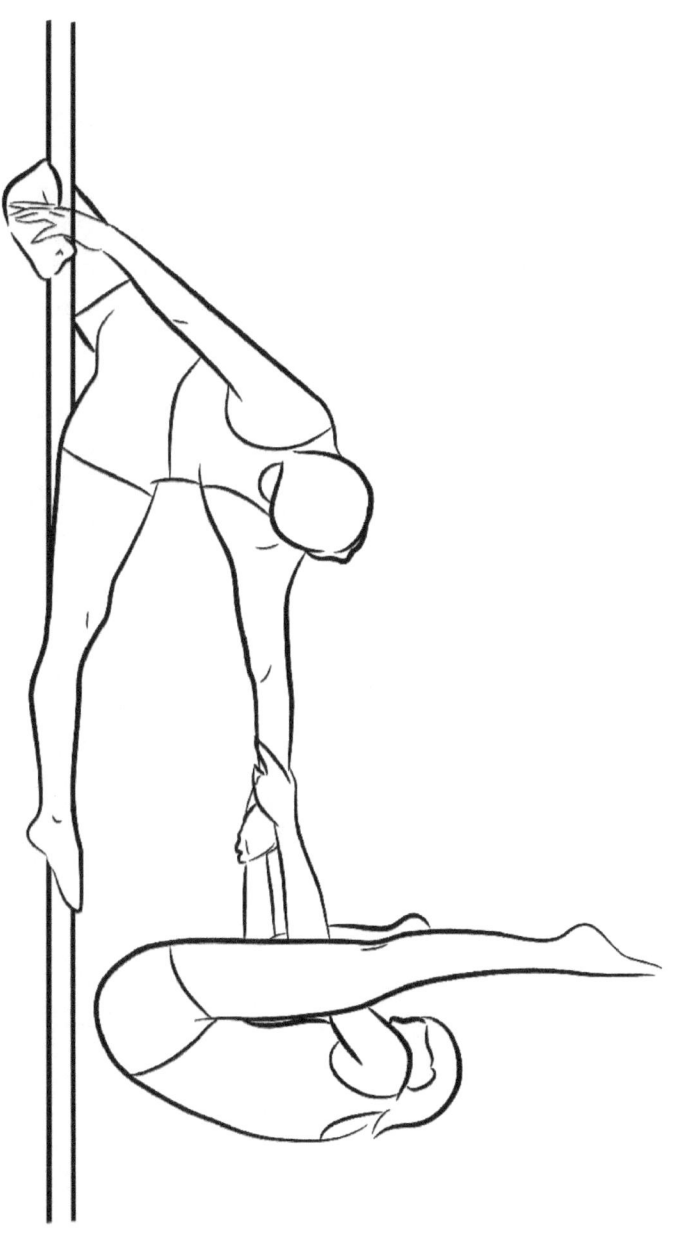

Colgadura de pierna invertida a un brazo

Este movimiento luce muy bonito, pero también es bastante difícil. La primera persona debe entrar en una inversión, enganchando su pierna izquierda y sosteniéndola allí con agarre de corva y sujetando el pie con la mano izquierda para asegurarlo. A partir de ahí, debe dejar colgar la pierna derecha hacia abajo, mientras extiende su mano libre para sostener a la otra persona. Idealmente, debe poder mantener el agarre en el tubo y a la vez sostener a la otra persona en el aire.

Para quien está en la parte inferior, la cosa es un poco más fácil, sólo debe tener confianza para colgar todo su peso de la mano de la otra persona. Debe invertir su cuerpo, y de allí, doblar una de sus piernas alrededor del brazo de su compañera, tocando el tubo si es necesario, mientras extiende la otra pierna. Ahora, esto podría ser difícil para la persona de abajo, ya que mantener el cuerpo elevado así puede ser bastante engorroso y, por estar cerca del suelo, existe el riesgo de lesiones en la cabeza. Lo mejor es asegurarse de que puedes hacerlo cerca del suelo antes de trabajar con tu pareja en este movimiento.

(Las poses individuales asemejarían al *Dangerous Bird* y *Half Chopper*).

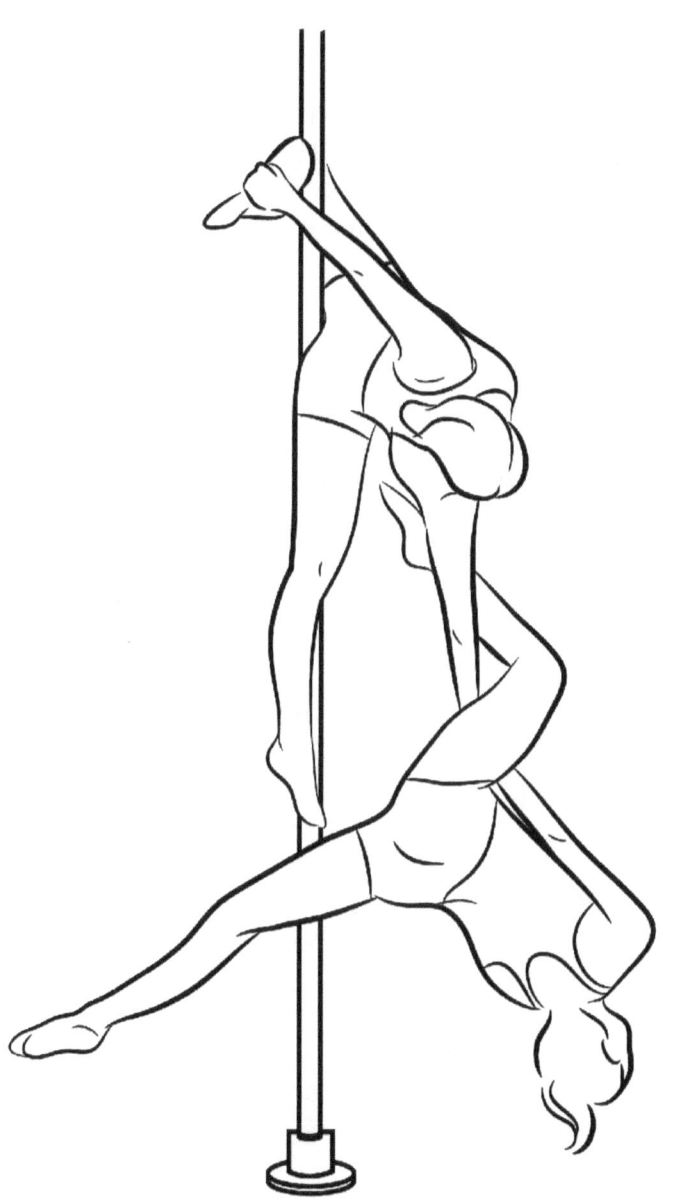

Círculo

El Círculo es un movimiento divertido para dos personas, pero requiere confianza y cierta flexibilidad. Para hacerlo, una persona debe escalar el tubo tan alto como sea posible, sosteniéndose en el tubo en Palanca. A partir de ahí, quien está en la parte inferior debe proceder a subir también al tubo, preferiblemente a través de una inversión, y entrar a un Superman, y luego, levantar ambas manos para encontrar a la otra persona.

La chica de arriba debe inclinar su torso hacia atrás y extendiendo ambos brazos, sujetar los pies de la de abajo. Ésta a su vez debe hacer lo propio, extendiendo las manos hacia arriba y agarrando los pies de su compañera. Este es un movimiento bastante complicado y, a veces, no muchos pueden hacerlo debido al espacio limitado. Sin embargo, una vez que lo aprendes, definitivamente vale la pena el esfuerzo.

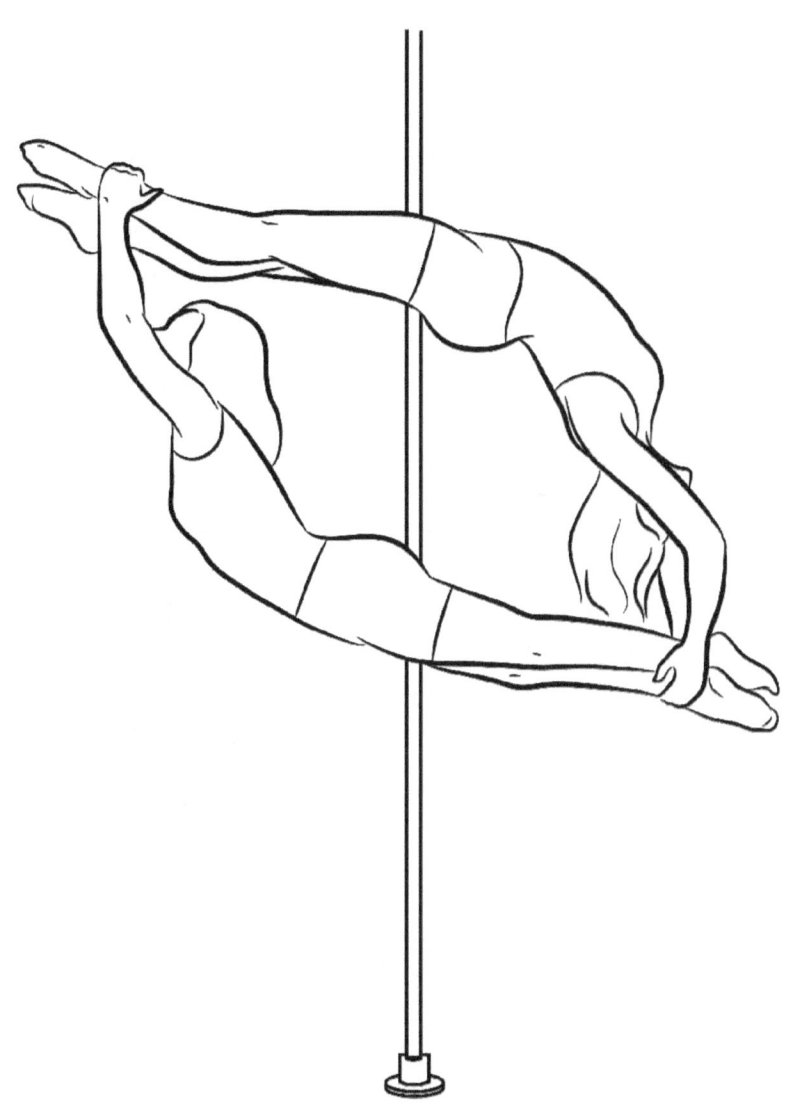

Cuban Handspring

Para hacer este truco, una de las personas debe ser bastante fuerte, aunque no tan flexible, mientras la otra sí debe tener buena flexibilidad. Para empezar, la persona más fuerte debe pararse de espaldas contra el tubo con las piernas separadas un poco más que el ancho de los hombros. Luego, deberá levantar los brazos y agarrar el tubo por encima de su cabeza, con una mano más arriba de la otra, creando una especie de agujero entre el codo y el tubo. Ahora la persona más flexible debe introducir su brazo a través de dicho agujero, haciendo un agarre de codo con el brazo de su compañera y, agarrando también el muslo de la otra para apoyarse, levantar sus piernas hacia atrás y hacia arriba hasta quedar de cabeza, formando así el *Cuban Handspring*. Puede tener las piernas extendidas o unidas, y a partir de ahí, simplemente debe mantener la pose. Una vez que esté lista, puede bajar de nuevo al piso.

Este truco es bueno si una de ustedes es mucho más flexible y mejor en movimientos de tipo gimnástico que la otra. Si una de ustedes es muy fuerte, es mejor que esté abajo, para poder soportar el peso de la otra persona.

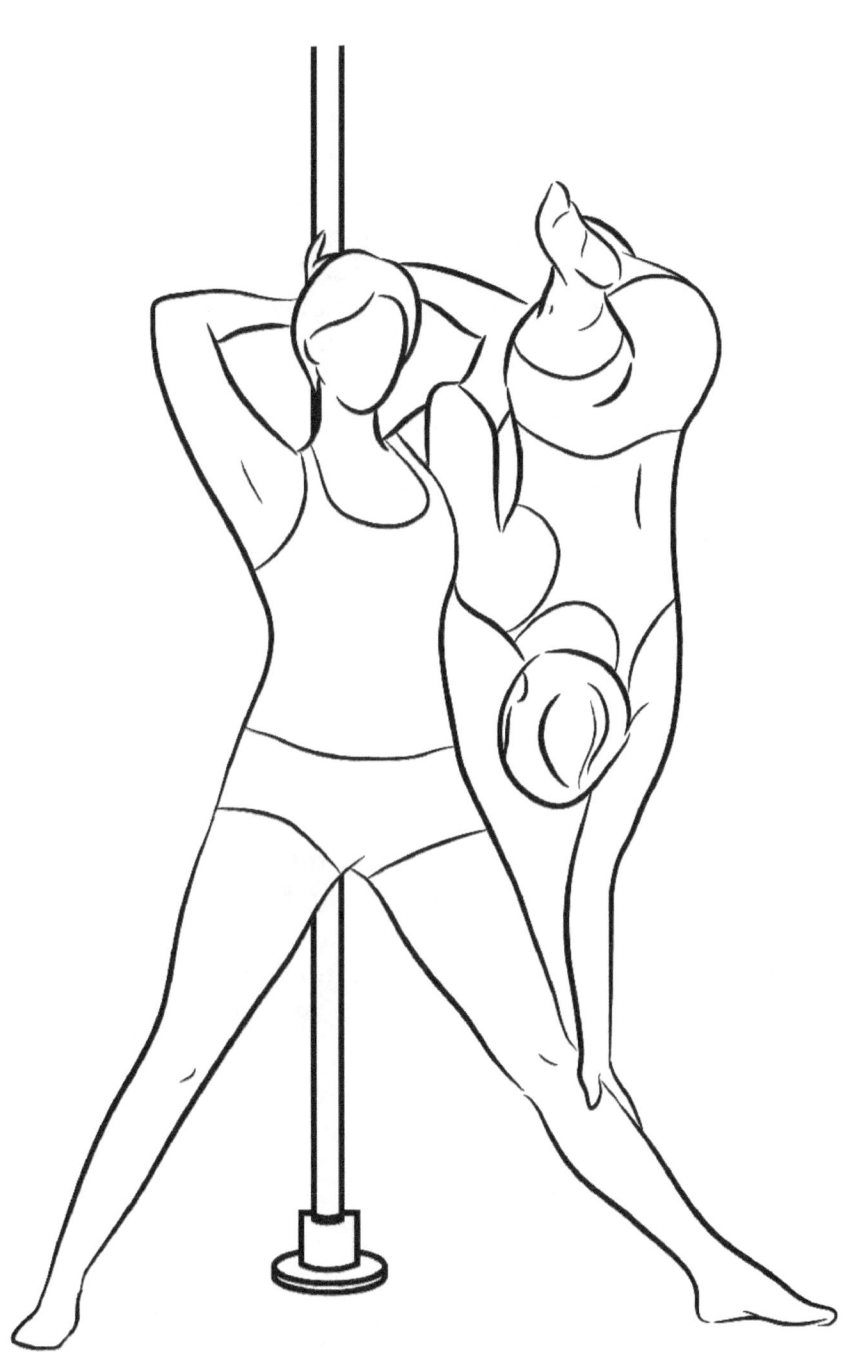

Death K

El *Death K* es un bastante complicado, pero muy bonito, movimiento doble de *pole*. Para hacerlo, la persona que estará abajo, debe pararse con la espalda contra el tubo y las rodillas dobladas, para servir de soporte y asistir a la otra persona, quien subirá al tubo parándose primero sobre las piernas de su compañera. Para quien estará en la parte superior, aquí es donde entra en juego su fuerza, ya que es necesario que ejecute y mantenga una súper inversión, lo mejor posible. Una vez que esté en posición, será el turno de la persona de abajo, quien deberá pasar rápidamente de una inversión a un Superman, y luego posicionar su cuerpo justo debajo de su compañera. De esta manera, estará ayudándola a mantenerse en su posición. A continuación, podría extender sus manos en una pose *Death Lay* si así lo desea, pero no es obligatorio; puede agarrar el tubo con una de sus manos y sostenerse así. Desde allí, mantengan la pose y cuando estén listas, quien está abajo debe volver rápidamente a una inversión y bajar, y quien está en la parte superior puede simplemente llevar los pies hacia abajo para volver a la suelo.

Estos movimientos dobles a menudo son muy difíciles de aprender, y requieren confianza y mucha fuerza. Sin embargo, si tú y un amigo o amiga están interesados en aprender, entonces por supuesto, inténtenlo. No sabrás hasta dónde podrías llegar, a menos que lo intentes y veas por ti misma lo que puedes lograr. Así, podrás agregar estos a tu repertorio de movimientos.

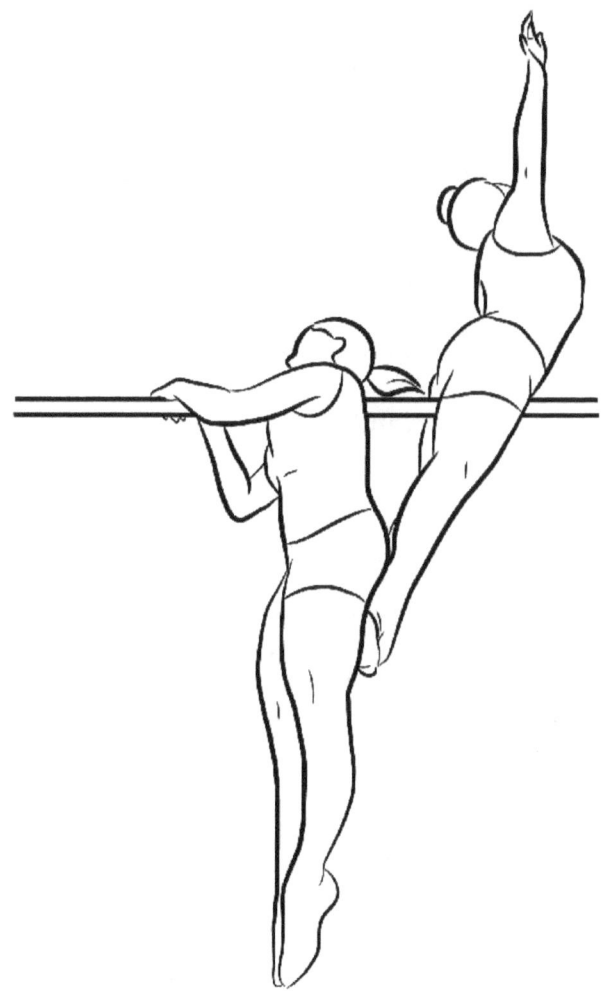

Cómo desarrollar flexibilidad

A menudo, la razón por la que no logras ejecutar todos los movimientos como quisieras, es porque te falta flexibilidad. Ésta es una parte integral de los movimientos de *pole*, sobre todo los más avanzados, sin embargo es algo que muchos no trabajan porque piensan no necesitarlo. Así que, si por más que lo intentas, no logras conquistar los trucos más difíciles, ya sabes a qué culpable señalar. Puedes intensificar tu entrenamiento, enfocándote especialmente en desarrollar flexibilidad fortaleciendo abdomen y brazos. Aquí te doy algunos consejos valiosos para lograrlo.

El primero es que debes escuchar a tu cuerpo. Si tu cuerpo no puede aguantar hacer algún tipo de estiramiento, o incluso un movimiento, no te presiones para hacerlo. Es posible que no puedas hacer todo de inmediato, así que no te sobre esfuerces. Eso conduce a problemas.

En cuanto a estiramientos, es bueno que también los hagas después de tu entrenamiento. Es realmente beneficioso hacer esto, ya que ayudará a que puedas llegar más lejos. Asegúrate de dedicarle a esto varios minutos cada vez que practiques.

Existen diversos estiramientos que puedes hacer. Tocarte los dedos de los pies y llevar las manos hacia atrás tirando de tus dedos es un ejemplo. Es ideal también estirar hacia fuera tus muñecas; presionar las palmas de las manos contra la pared puede ayudar realmente con esto. Hay muchas otras cosas que puedes hacer.

Está el "puente", que es esencialmente acostarte de espaldas y elevar el torso del suelo, sosteniéndote con tus brazos y piernas y manteniéndolo un momento.

También puedes estirarte haciendo *splits* (abriéndote de piernas, tan abajo como puedas). Una vez que seas capaz de hacer un *split* Jade, podrás echarte hacia atrás y agarrar tu pierna trasera y sostenerla.

Podrías también doblarla, y esto le dará un gran estiramiento a tus piernas.

Finalmente, está el estiramiento donde te acuestas sobre tu estómago, doblas las piernas hacia arriba en el aire, y mantienes el pecho perpendicular al suelo (como en la pose *Yoguini)*. Puedes agarrar tus piernas por detrás y llevarlas a tu espalda tan cerca como puedas, sujetándolas firmemente y estirándolas. Querrás asegurarse de llegar lo más lejos que puedas, porque es además un ejercicio genial para tus cuádriceps, lo cual es siempre bueno.

También puedes utilizar el tubo para algunas opciones de entrenamiento de fuerza y de flexibilidad. Me encanta agarrar el tubo con una de mis manos, y con la otra un pie, trayéndolo hacia arriba desde atrás y sosteniéndolo allí. Me encanta sentir el estiramiento, y definitivamente es algo que disfruto. Es muy bueno para los cuádriceps.

Por último, también puedes tratar de utilizar el tubo para fortalecer el abdomen. Si eres el tipo de persona que quieres mejorar tus abdominales, sujeta el tubo, sostenlo allí, y luego ubica las piernas como si fueras a hacer un *leg drop*. Mantente firme en la posición, agarrando el tubo y dejando que tus piernas permanezcan a unos 15cm del suelo. Trata de mantener esto durante al menos un minuto y luego bájalas. Esta es una gran manera de fortalecer esa área, y ayuda mucho también.

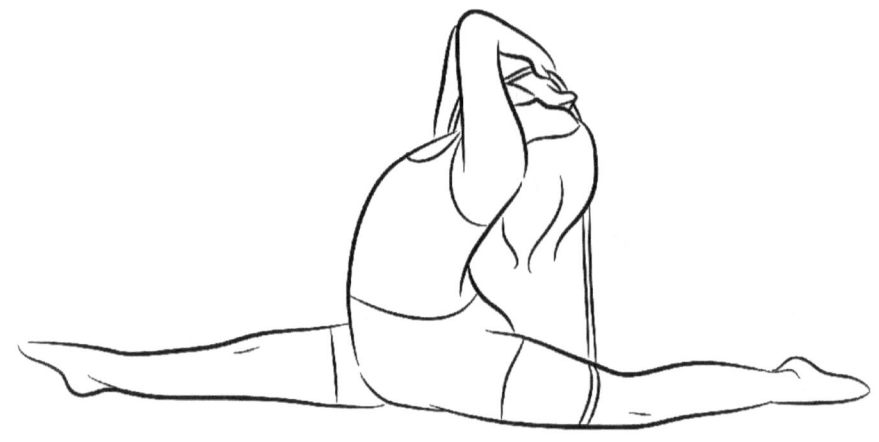

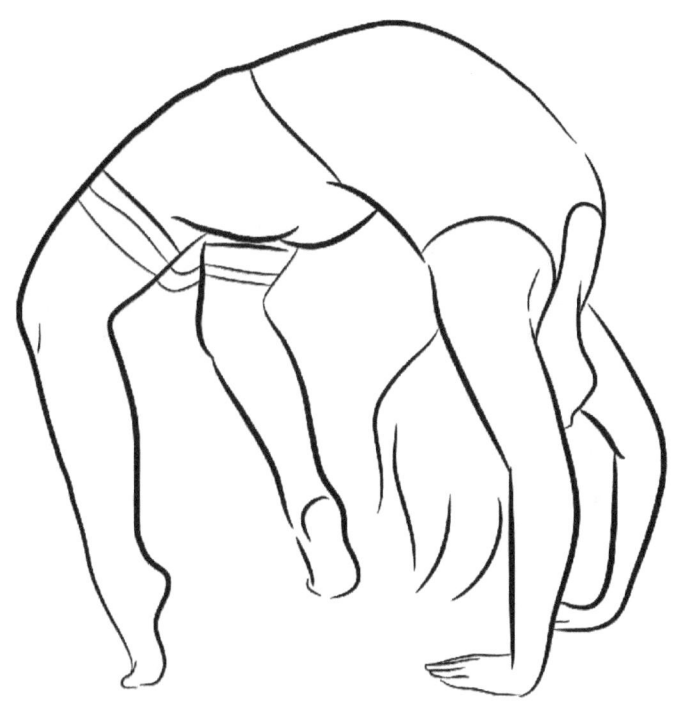

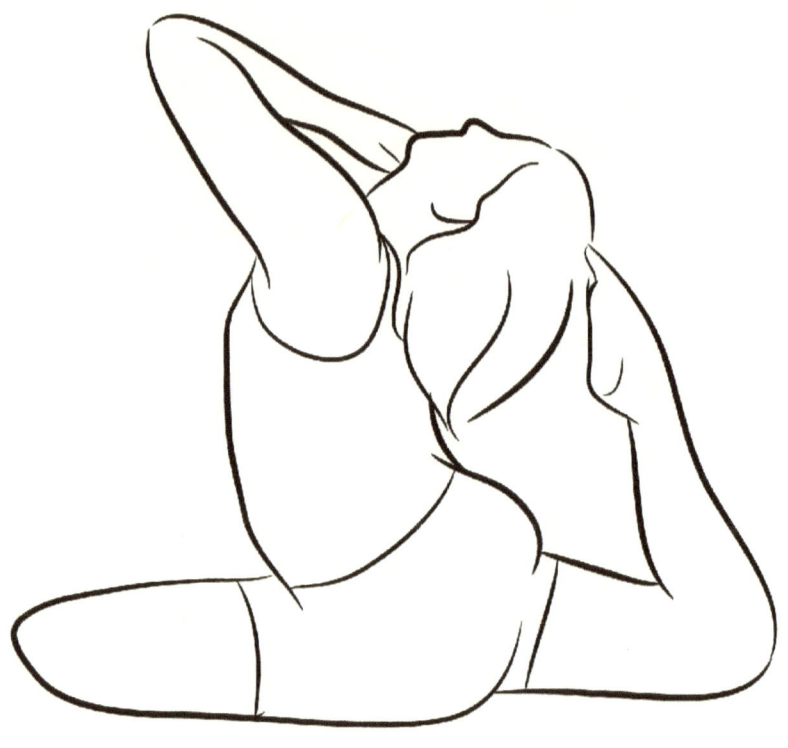

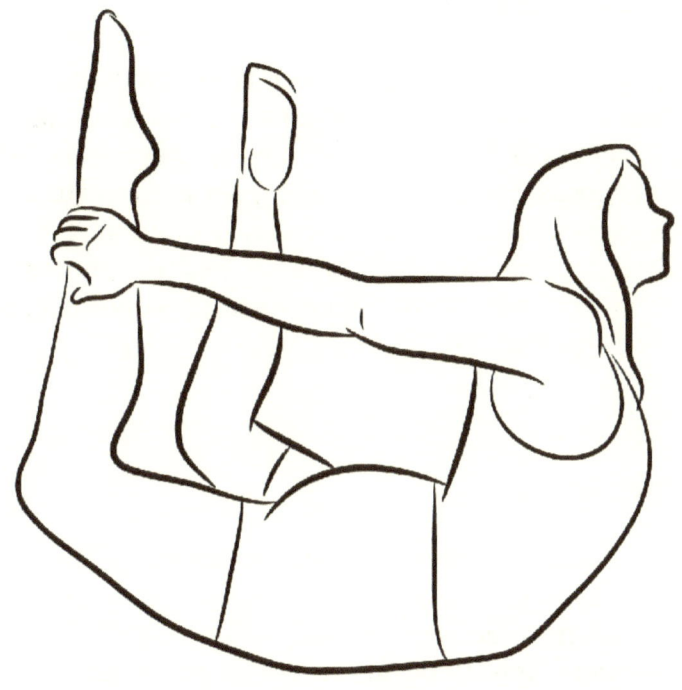

Si realmente quieres estirar tu cuerpo, y sientes que los estiramientos típicos no bastan, intenta usar un rodillo de espuma. Puedes utilizarlo para ayudarte a estirar tus piernas hacia afuera. Son relativamente baratos, y los resultados que obtienes son simplemente mágicos. Estirar tu cuerpo es algo muy bueno, y esencial para hacer *pole fitness*. Este capítulo resaltó por qué debes hacerlo, y algunas de las mejores maneras de estirarte para triunfar.

.Consejos para Ayudarte con la Grabación de tus Movimientos de Pole

Registrar tu progreso es esencial para mejorar como bailarina de *pole*. Es posible que odies grabarte, pero así puedes detectar algunos de tus errores. Con frecuencia las personas no se percatan de que están haciendo mal las cosas básicas en el tubo y en gran parte se debe a que en realidad no se han dado cuenta de que lo vienen haciendo mal desde el principio. Este capítulo repasará algunas de las mejores maneras de observarte a ti misma, ver lo que debes hacer, y cómo obtener un buen *feedback* de esto también.

Espejito, Espejito

Los espejos son una de las mejores maneras de ver realmente qué tal lo haces en el tubo. Si tienes el espacio en tu estudio u hogar, consigue uno. Puede encontrarlos normalmente en vidrierías, ferreterías o tiendas que vendan cosas de este tipo. Deberías tratar de conseguir uno que no sea demasiado caro. Algunos espejos pueden costar mucho, sobre todo si son de lujo o enmarcados, así que asegúrate de que tomarte el tiempo para encontrar uno que se ajuste bien, montarlo, y a partir de ahí utilizarlo para ver qué tal lo estás haciendo. Esta es una buena manera de corregir de inmediato cualquier cosa que notes sin dejar pasar más tiempo.

Si no tienes espacio para un espejo, por ejemplo si practicas en casa y no en un estudio o gimnasio, no es absolutamente necesario. Puedes grabarte en video, y eso es lo que discutiremos a continuación.

Grábalo en Video

Uno de los mayores temores que todo el mundo tiene es verse a sí mismo en video. Puede ser embarazoso, pero con el pole dance, quieres asegurarte de que estás haciendo el truco correctamente y no usando un agarre que podría hacerte daño. Debes tratar de grabarte algunas veces cuando estés tratando de aprender un nuevo truco si lo estás haciendo por tu cuenta, sin nadie que te corrija. Así es como debe ser siempre con el entrenamiento de *pole* en casa. Mira el truco, haz el truco, y luego compara con la imagen que estás utilizando, tal como las que se incluyen en este libro. De esta manera podrás ver lo que tienes que hacer.

También hay algunos foros en línea que te pueden ayudar. Hay un foro llamado "Studio Veena", que he usado antes, con el fin de obtener opiniones, de instructores y bailarines por igual.

Esto podría ser un poco embarazoso para ti al principio; tal vez te cuestiones si lo estás haciendo bien. Pero sin duda debes tratar de poner todo junto y ver por ti misma dónde debes enfocarte. A veces, no nos damos cuenta de que estamos haciendo algo mal hasta que alguien nos lo dice, y para entonces, a menudo es muy difícil re-entrenarnos para hacerlo diferente.

También hay otros recursos geniales, tales como un diario de entrenamiento. Un diario de entrenamiento es algo que puedes utilizar con el fin de medir el progreso en tu trabajo de tubo. Puedes utilizar también una grabadora de vídeo en conjunto con esto, si estás teniendo muchas dificultades. Puedes ver los videos cada vez te sientas desanimada o frustrada, y verás cuán lejos has llegado. Hay otras cosas que también puedes medir o evaluar a través de ellos. Si sientes que no estás aprendiendo un truco lo suficientemente rápido, ve los videos. Podrás ver por ti misma lo diferente que es todo ahora. El truco que estás aprendiendo y en el que te sientes atorada, en realidad podría ser diez veces más duro que el que lograste hace unos meses. Es una gran manera de ayudarte a sacar el mayor provecho a tu práctica de pole dance, y te sentirás mucho mejor acerca de tus errores también.

La Práctica Hace la Perfección

Esto es algo que todos deben saber, indiferentemente de si es para el pole dance, o cualquier otra cosa. Para hacer bien un deporte, una actividad, o lo que sea, hay que practicar. El pole dance no es una excepción, especialmente con todo lo que sucede a la vez. Sé que es un poco desalentador, pero recuerda, se necesita valor para realmente ver tus errores y lo que estás haciendo mal.

Cuando estamos apenas comenzando, la idea de grabarnos y ver nuestros errores puede ser completamente aterradora. Pero recuerda, si no trabajas en ello desde ahora, ¿cómo vas a mejorar con el tiempo?

La única manera de mejorar en muchos casos es "hacer de tripas corazón", e intentarlo con los videos. Es posible que detestes cómo te vez, cómo suena tu voz, y que quieras como esconderte cada vez que te veas intentar un truco. Pero piensa que, si no lo haces ahora, nunca vas a ser mejor. La cuestión es esa: la única manera de mejorar es practicar. Necesitas grabarte a ti misma, aprender de tus errores, y así te convertirás en la mejor bailarina de pole dance que puedes ser. Recuerda, estás en control de lo que terminas haciendo en el tubo, y de todos los trucos que aprendas, así que es mejor que aprendas rápido y te diviertas en el proceso.

En este capítulo exploramos un poco cómo evaluar tu propio proceso grabándote en video. El acto de grabarte puede ser un poco intimidante al principio, simplemente porque la idea de grabar tu progreso no suena tan atractiva. Pero piensa que es mejor aprender ahora que tener que re-aprender todo más tarde. Viéndolo así, hacer las cosas bien desde la primera vez es una idea mucho mejor. Así que haz eso, aprende tus trucos, y sobre todo, sigue divirtiéndote con esto. Cuanto más aprendas, más entenderás, y cuanto más lo intentes, más feliz serás, y pronto verás en los resultados los frutos de tu esfuerzo.

¡Eso es todo!

Este libro te enseñó algunos nuevos movimientos sorprendentes, desde figuras con agarres complejos hasta inversiones, e incluso poses y trucos dobles que puedes trabajar. Has visto a través de cada una de estas páginas e ilustraciones que, si bien estos movimientos son difíciles, son totalmente factibles.

Para cualquiera con ganas de intensificar sus destrezas en pole dance, grabarse puede ser la clave, y combinar además la flexibilidad y los movimientos mencionados aquí, le hará una excelente *pole dancer*. Si estás lista para tomártelo en serio y probar algunos de los movimientos para expertos, entonces tu siguiente paso es ir por ellos.

Practica. Trabaja en ello. Entusiasma a amigos para que lo hagan contigo, y pronto te verás evolucionar. Te convertirás en la *pole dancer* quieres ser; una artista elegante que está lista para volar. Entonces, ¿qué esperas? Sal ahí fuera y empieza a probar estos trucos.